广义经方
药证直诀

邓文斌 ○ 主编

中国科学技术出版社

·北京·

图书在版编目（CIP）数据

广义经方药证直诀 / 邓文斌主编 . — 北京：中国科学技术出版社，2024.1
ISBN 978-7-5236-0092-4

Ⅰ . ①广… Ⅱ . ①邓… Ⅲ . ①经方－汇编 Ⅳ . ① R289.2

中国国家版本馆 CIP 数据核字（2023）第 040182 号

策划编辑	韩　翔
责任编辑	于　雷
文字编辑	靳　羽
装帧设计	华图文轩
责任印制	李晓霖

出　　版	中国科学技术出版社
发　　行	中国科学技术出版社有限公司发行部
地　　址	北京市海淀区中关村南大街 16 号
邮　　编	100081
发行电话	010-62173865
传　　真	010-62179148
网　　址	http://www.cspbooks.com.cn

开　　本	710mm×1000mm　1/16
字　　数	228 千字
印　　张	16.5
版　　次	2024 年 1 月第 1 版
印　　次	2024 年 1 月第 1 次印刷
印　　刷	北京顶佳世纪印刷有限公司
书　　号	ISBN 978-7-5236-0092-4/ R · 3027
定　　价	48.00 元

编著者名单

主　编　邓文斌

副主编　贺新泽　黄　兵　卢　媛

编　委　（按姓氏汉字笔画排序）

　　　　邓承东　邓琳姝　沈明明　张志伟　陈德华

　　　　郝伟星　蒋梦蝶　喻凤鸣

内容提要

　　本书是一部药证书，也是经方诊疗体系的补充，收集了历代高效的方剂。作者从《伤寒论》和《金匮要略》的源头出发，介绍了每味药物的原始功效，并扩展到其他经典如《千金方》《外台秘要》《太平圣惠方》等著作中的相关记载。书中精选了历代最优秀的方书中的单方、小方和药食同源的方剂。作者以前作《药证》为基础，结合临床实践，完善了药物的临床运用，并增加了基础理论、现代运用、临证要点、小方拾遗和医案等内容。

　　本书客观全面，既有时空之广，又有流派之具。通过阅读本书，无论是有经方医学基础的中医师，还是中医院校学生，都可以从中开阔视野，完善自身的方证体系。同时，中医爱好者也可以在书中找到适合解决日常小病、小痛的方药，继而深入了解经方世界的魅力。

相扶相携 岐黄同行（代序）

中华医学博大精深，源远流长。在这条漫漫长路上，继承和发扬这一瑰宝，是当代中医学子们义不容辞的责任。我们踏着前人的足迹，踩着先辈的肩膀，不辞辛劳，苦心经营，一步步去攀爬事业的山峰。

清代药用植物家邹澍在《本经疏证》中说："不知一病有一病之方，一方有一方之药，一药有一药之效，不能审药，何以定方？"固然从方入手是学习中医的捷径，而方却是由药组成的。所以从药证着眼，能做到执简驭繁。药证对应、进而方证对应，迅速给出恰如其分的中医治疗方案。

邓文斌老师就是其中的佼佼者。他引领着中医爱好者及临床工作者，为这"陈年老窖"注入了新的催化剂，让它散发出新的芬芳。流沙成金，集腋成裘。学习知识靠的是一点一滴的积累，而不是一蹴而就。愿诸位的中医之旅，能遇见更多像邓老师一样的引路人、同行者，在这条道路上守望前行！

李 黎
癸卯仲秋于城口

前　言

　　药证者，药之适应证也。理法方药，还是药方理法，很多中医人没有仔细研究过，按现在约定俗成就是理法方药，先学习中医的基础理论，后学习中药方剂，这是现代中医的教学模式。然而在中医的形成过程中，先是多次重复使用同一味药物，有效使用的经验得以被记录和传播。单味药材能解决一些小问题，一些复杂问题就不能解决了。将两种或是两种以上的药材混合煎煮，经过无数次实验后，有效的药对才在人群中传播，这就原始的方剂。随着社会的发达，科学技术的进步，人们透过药物和方剂的表面现象，研究其中的本质规律，把零散的杂乱无章的感性的东西，整理出来成为体系就是中医的理法。这样中医的理法方药就形成一个完整体系，人们也是按照理法方药一代代传承。为了加强中医体系化教育和经验传承，我大胆呼吁，我们要想快速成才，要从固有的学习模式跳出来，先学习中医的药证、方证，再完善理法，使理法方药完全融合。

　　药证者，方之基石也。每个方子都是由数味药物组成，要想了解一个方子，就要先了解透方中每味药的适应证，所以学习好方证的前提就是学习好药证。如果我们不知道某个方子的适应证，可以通过分析里面的每味药的适应证来推出整个方子的适应证。如苓桂术甘汤证，茯苓，平冲降逆，镇静安神，治惊恐，化水饮；白术平眩，治疗眩冒，心悸，四肢疼痛沉重，短气，心下逆满，小便不利；桂枝平冲降逆，气化水湿，平惊恐；甘草缓急，温中益气。这样可以大致推断出整个苓桂术甘汤的方证为平冲降逆，平眩晕，镇静安神，化水饮，化痰湿，缓解水饮气逆上冲引起的急迫症状，如惊恐、眩晕、呕吐、恶心、心悸、心慌等症状。

　　药证者，加减之根据也，辨证之尖端也。精准掌握每味药物的适应证，临床开处方时就可以根据患者的症状与药物的适应证，一一对应，点对点地狙击，精确地进行加减，这样开出来的方子就会短小精干，每味药物都有很强的针对性，没有一味多余的药物，就是辨方证之后的辨药证，是尖端中的尖端。

我在读仲景书、临床处方，或平时带学生，线上线下教学时，非常重视方证与药证，尤其是线上教学时。我在系统讲解方证与药证的几年中，翻阅了大量资料，经过横向纵向对比、考究、思考，整理总结出一个个临床实用的方证与药证，受到学生们一致的好评。后来在学生们的鼓励和整理下集腋成裘，终于编写完成《药证》一书。由于此书尚有不少错误和不足，让我很自责，怕误人子弟。此后几年，我一直不断读书与实践，反复修改，同时增加了药对配伍、名医用药心得、临床医案等内容，再次整理成册，即为本书。相信会带给读者更多的知识。

没有更圆满的艺术，只有不断追求；同样医术也是博大精深，永无止境，方证没有哪个能全部掌握，药证也没有哪个能穷尽全部。希望我们更加努力，多多实践研修之！

邓文斌
癸卯初夏撰于绵州康和堂

目录

第1章　基础理论部分

一、经方诊疗体系

（一）经方诊疗体系的定义

经方诊疗体系是以阴阳、津液、气血等理论为指导大法；以辨六病法、辨病机法、辨方证法为纲；以辨方证、辨药证为目，一个精准的诊断和治疗体系。它更加接近疾病的本质，具有上手快、看诊回头率高、重复应用的优势。

（二）经方诊疗体系的独特性

1. 可以重复，没有时代地域和人种的限制

运用经方诊疗体系治病，也就是复制仲景当年治病的诊疗过程，只要我们的临证思想与他一致，实现了方证对应，就有与仲景一模一样的效果。我们看到恶寒发热、身痛、不汗出、颈项强痛、脉浮紧数的患者，用经方诊疗体系诊断为太阳表实热证，用葛根汤治疗，效果是非常好、非常快的。仲景当年也是这样做的，现在的我们也是这样做的，外国人也可以这样。如果中医界的绝大部分中医师都用经方诊疗体系治病，中医普及推广可能会加速。

2. 思维的独特性

经方的思维与时方的思维有明显的区别，经方的思维更加重视症状；时方的诊疗体系更加重视病因的追求、病理的研究和逻辑推理，这样有时会离疾病的本质很远。经方诊疗体系不是过分研究病因病机，而是直接找到离疾病最近的靶心——症状和体征，然后找出最佳方证，实现点对点的狙击，就非常容易看清疾病本质。下面举例说明。

（1）邓文斌医案：四逆散加肾着汤治疗背痛伴有动则遗尿

李某，女，50岁，四川绵阳涪城区人。2019年10月25日初诊。

主诉：背痛，运动过大则遗尿。

病史：患者几天前出现后背疼痛，运动过大则遗尿，伴有疲倦等症状，自行购买中成药治疗没有效果，后来找一位中医开了补中益气汤，服后亦没有效果，遂前来治疗。

现症：高个子，面青黄，抑郁面容。怕冷，不发热，背痛，呈走窜痛、刺痛；运动量多或是活动幅度大则马上想去厕所，不然就遗尿，弄湿裤子；口干，喝水不能解渴，口不苦；伴有疲倦、乏力，偶尔有恶心，心悸，耳鸣；小便次数多，颜色正常，尿无赤痛，大便正常；舌质白，舌苔白，脉沉弦滑。

患者曾学过中医，懂得一些中医知识，要求开补中益气汤。笔者则按自己的经方思维辨证。背痛，走窜痛，脉带弦象，气滞作痛；怕冷，舌质白，舌苔白，口干，喝水不能解渴，小便次数多，颜色正常，尿无赤痛，脉沉弦滑，太阴水饮证，水饮上泛则耳鸣，心悸；水饮下注则遗尿；至于疲倦则是太阴寒湿水饮阻碍气血的分布而已。

处方：四逆散加肾着汤。北柴胡30克，炒白芍20克，枳壳30克，炙甘草10克，桂枝20克，茯苓30克，炒白术20克，炮姜20克，橘皮30克，紫苏梗20克，法半夏20克，金毛狗脊30克。4剂。1剂浸泡40分钟，大火煮开，小火煮 40 分钟，分 4 次喝完。

笔者回访中，患者说背痛、遗尿消失，但是服药之后怕冷。笔者认为是四逆散偏于清热，让其去四逆散，将肾着汤中炮姜换干姜，加黑附子 10 克，3 剂善后，随访痊愈。

（2）邓文斌医案：桂枝汤加味治疗多汗、反复感冒

李某，74 岁，四川绵阳涪城区人。2019 年 10 月 3 日初诊。

主诉：汗出量多，反复感冒 1 年。

病史：患者一年来反复感冒，汗出量多，尤其是感冒后更加汗出。最近一周又感冒了，在其他老师处看诊，诊断为"肺脾气虚"，开方为玉屏风散加味，两诊之后未见好转，转诊来我处治疗。

现症：个子矮，面黄，体胖，眼袋深，发热汗出，汗出量多，人非常疲倦，背上发痒，口不干不苦，饮食二便正常，舌质白，舌苔白，脉浮。

辨证：太阳表虚太阴痰湿证。

处方：桂枝汤加味。桂枝 20 克，白芍 20 克，炙甘草 15 克，生姜 15 克，大枣 12 克，黄芪 40 克，浮小麦 60 克，茯苓 30 克，白术 20 克，龙骨 40 克，牡蛎 40 克。4 剂。1 剂浸泡 40 分钟，大火煮开，小火煮 30 分钟，分 4 次喝完。

10 月 10 日二诊：汗出减少，余症同一诊，原方 6 剂善后。

3. 方证运用的独特性

时方是以《黄帝内经》《难经》为最高理论依据，还有《诸病源候论》及金元四大家等众多医家的理论和方药组成。理论众多分散，且互相矛盾的。理论众多也导致方药众多，方剂与方剂之间没有丝毫联系，没有规律可循，不易记忆运用，除了历代名方外，其他方子的可重复性、可复制性较差，让学中医者望而生畏。

经方诊疗体系，理论多是大道至简，字数少而精，一字值千金，临床

上是非常实用的。理论少，便于记忆，其方子也就少。目前经方共两百多个方子，临床常用的也就几十个。这些常用方多是类方，有相似性、可比性、衍生性，相互之间有规律可循，特别好学、好用，实用性、可重复性非常高。经方已经造福了一代又一代的中国人，也必将造福全人类。例如，桂枝汤仅桂枝、芍药、炙甘草、生姜、大枣五味药，可以去芍药；可以去桂枝加茯苓、白术；可以加附子；可以加黄芪；可以加龙骨、牡蛎；可以再加桂枝；可以再加芍药；可以加人参、生姜；可以再加芍药、饴糖等。这些经验都是无数中医先祖在临床中反复实践打磨，去伪存真的心得。

4.药证运用的独特性

经方共两百多个方子，经方的药物也就五六十味，有覆杯而愈的力量。如今我们药物上千种，方子几十万个，处方用药的效果反而非常差，这是为什么？经方一般五六味、七八味，一剂知、二剂已；今天的中医开药十五六味、二十多味，还有三十味甚至更多，效果如何？恐怕多半是效果很差，难怪患者不相信中医，甚至有时候很多中医医生自己都不相信，可悲呀！

这种现象的原因是没有研究透药证，处方药物加减是胡乱拼凑的。我们的处方用药加减一是针对患者的夹杂症状，二是根据药证，与症状对应，不是想当然地随意加入。经方药证与时方有很大的不同，具体的内容在药证章节中会有说明。

例如，人参在时方中是大补元气的，而在经方中是生津、消心下痞满的；黄连、黄芩在时方中是清热泻火的，而在经方中除了清热泻火，还可以消痞满；牡蛎在时方中是收涩软坚散结的，在经方中与栝楼根（天花粉）配伍可以生津，与泽泻配伍可以利水，与龙骨配伍使用可以安神；五味子在时方中是收敛药物，在经方中则是酸味药物，与甘味药物搭配可以化饮，还可以平冲气。

二、药证

（一）药证的定义

药证就是一味药物的适应证，简单地说，就是一味药物可以治疗哪些症状或是哪些病。

（二）学习药证的意义

药证是方子加减的依据。一个方子治疗某个病或是几个方子合用治疗某个病，方中药物不完全符合患者的症状，不符合的就要去掉，不满足的就要添加。例如，用小青龙汤时，但是患者汗出多，这时小青龙汤中的麻黄就与多汗不符合，根据药证（麻黄辛散发汗）需去掉小青龙汤中的麻黄；用桂枝汤时，患者有脉促胸满，这时桂枝汤中的芍药与脉促胸满不符合，根据药证（芍药酸寒收敛生湿）需去掉芍药；用小柴胡汤时，患者出现小便不利，这时小柴胡汤中的黄芩与小便不利不符合，小便不利是寒湿水饮阻碍引起，黄芩是清热的，性质相反，根据药证需去掉黄芩，加入茯苓（根据茯苓的药证利小便）；用小柴胡汤时，患者出现口渴，小柴胡汤中的半夏辛温伤津耗液，与口渴矛盾，而栝楼根能生津止渴，故去半夏，加入栝楼根；还有在运用桂枝汤时，患者有严重的疲倦感和出汗、怕冷、怕风，就要在桂枝汤基础上加入黄芪和当归（称为大阳旦汤），这用到了黄芪可以治疗多汗、怕风、疲倦的药证。

根据药证来解释方证，把药证学习好了，对方证的理解就非常容易。只有详细了解方证中的每一味药物及药对（药基），才能透彻地了解一个方证。方是由单个的药和药对（药基）组成的，如桂枝汤，由桂枝、芍药、炙甘草、生姜、大枣五味药，把它分解为芍药甘草汤（药对或是药基）、桂枝甘草汤、生姜大枣三组，芍药、甘草生津养营阴；桂枝、甘草生阳固卫阳；生姜、大枣保护脾胃，益气建中。凡是一切引起阴阳失调的虚弱性疾病都可以用桂枝汤治疗。

（三）常见药证举例

根据仲景《伤寒杂病论》中的药证知识，并参考日本汉方界出版的《药证及药征续编》及娄莘杉编著的《娄绍昆讲经方》的内容，还有笔者个人感悟，初步整理如下，特别适合初学者。

桂枝：心悸，气上冲。

麻黄：咳喘，黄肿，无汗。

葛根：项背痛，解肌。

栝楼根：生津止渴。

杏仁：咳喘，短气。

甘草：缓急，益气。

芍药：结实，疼痛，痉挛。

大枣：缓急。

桔梗：咽喉疼痛。

黄连：心烦。

黄芩：心下痞，下利。

石膏：烦渴。

茯苓：心悸，小便不利。

白术：眩冒，身痛。

芒硝：软坚。

黄芪：益气固表，利水消肿。

人参：心下痞满。

柴胡：胸胁苦满。

细辛：咳喘，消停水。

茵陈蒿：黄疸。

附子：回阳救逆，形寒肢痛。

半夏：痰饮，呕吐。

干姜：多唾，下利不渴。

五味子：咳而冒。

防己：主水。

淡豆豉：心中懊侬。

泽泻：小便不利，眩冒。

橘皮：呃逆，停痰。

厚朴：胸腹胀满，咳喘。

栀子：心烦，发黄。

龙骨：动悸，烦惊，失精。

牡蛎：动悸，惊狂，烦躁。

生姜：呕吐，散水湿。

阿胶；血证，滋阴。

大黄：腹满，腹痛，便秘。

桃仁：瘀血，少腹满痛。

麦冬：虚劳客热，虚脉。

三、辨药证是尖端中的尖端

（一）辨药证法

当选好主要的方证后，患者还有重要的夹杂症或者方证中有一些药物与患者的症状不符合，就要根据药证来增加或是减少某些药物，即辨药证法。辨药证法是继辨方证法之后的另外一个尖端，其基础是深透学懂每个药证。若一个人胸胁苦满，同时有疲倦，咳嗽，咳痰，舌质白，舌苔水滑，脉弦滑，究竟要选柴胡还是前胡呢？根据以上症状，选用前胡。柴胡与前胡均可治疗胸胁苦满，柴胡偏于治疗实证、热证；而前胡侧重于治疗虚证、寒证、水饮证。

（二）辨药证运用医案举例

邓文斌医案：桂枝汤加桂加葛根、茯苓、白术、附片治疗更年期痹证

侯某，女，50岁。2018年3月18日初诊。

主诉：腰痛，颈痛，背痛，臀部疼痛难忍。

体征：面白，体型中等偏瘦；腰痛，颈痛，腰背疼痛，臀部疼痛，沉重，伴有耳鸣，阵阵发热，发热后汗出，汗出时面红，舌体胖大，舌质白，苔白有齿痕，口不干不苦，不欲饮水，口涩，二便正常，左脉沉滑，右脉沉滑。

分析：发热，汗出属太阳表虚；舌质白，舌苔白，口涩，脉沉而滑，全身疼痛而沉重，这些都是太阴痰湿水饮；水饮上犯则耳鸣；阵阵发热，面红，汗出，为冲气上逆所导致；脉沉属于少阴证，辨证为太阳太阴少阴加冲气水饮证。

处方：桂枝汤加葛根（根据葛根的药证而加，葛根治疗项背疼痛）治疗全身疼痛，尤其是颈背疼痛；用五苓散化湿治疗口涩，全身沉重；用真武汤温阳利水治疗耳鸣和全身沉重；桂枝汤加桂（根据桂枝的药证而加，桂枝平冲气）治疗冲气引起的阵阵发热、汗出面红。

药物：桂枝40克，炒白芍20克，炙甘草10克，生姜10克，大枣10克，茯苓30克，炒白术40克，柴葛根60克，黑附片30克，猪苓12克，泽泻40克。4剂。黑附片先煮50分钟，不加水，放入其他药物再煮40分

钟，一剂药分6次喝完。

3月22日二诊：耳鸣消失，口涩消失，疼痛减轻，其他同一诊，效不更方，微调如下。

药物：桂枝（后下）40克，炒白芍20克，炙甘草10克，生姜15克，大枣15克，白术30克，茯苓40克，柴葛根80克，黑附片40克，猪苓10克，泽泻30克。4剂。

3月26日三诊：冲气消失，颈痛消失，齿痕减少，疼痛减轻，下肢沉重，脉沉弦。

辨证：太阴少阴痹证。

处方：桂枝汤合真武汤。桂枝30克，炒白芍30克，炙甘草15，生姜15克，大枣10克，茯苓40克，炒白术40克，黑附片40克。6剂。

后来患者用三诊处方连续服几次，临床治愈而停药。

四、药的量效关系

有一句话叫"中医之秘在于量"，笔者觉得这句话有一定的正确性，但是也不全面。

正确性表现从方证中可以看出来，如桂枝汤治疗太阳表虚证，在桂枝汤原方上加桂枝二两，桂枝由桂枝汤中的三两变成五两，就变成了平冲的奔豚汤；厚朴三物汤中的厚朴由小承气汤中厚朴二两变成八两，就变成了治疗气滞胀满不通的方子，气滞闭塞为主要矛盾；厚朴大黄汤中的大黄由小承气汤中的四两变成了六两，变成了治疗胸胁支饮的方子，重用大黄推陈致新，荡涤水饮；桂枝汤调和营卫，小建中汤把桂枝汤中的芍药由三两变成六两，再加饴糖，成为建立中焦阳气的主方……仲景先师在剂量方面已经做出了示范，原方不变加重方中某味药物，就能演化为功能不同的方子，可见经方中药物的剂量是非常重要的。经方药味少，剂量变化是严格的，药物剂量又是非常大的，追求的就是药大力专，集中力量，直击要害。因此，学好经方，甚至学好中医必须重视方剂中药物的剂量，这直接关系到临床疗效，希望在临床中细细体会。目前，中医看病慢的原因在于辨证不准确，药物味数太多，药物追求绝对安全，依据一两等于三克来算，加上非常多的医生不能筛选高质量的中药饮片，导致开出的方药效果非常慢。现在也有追求仲景原方原剂量的中医师，并以此来标榜自己医术高明，这也有矫枉过正之处，还是要分疾病的轻重、身体的强弱综合考虑。日本汉方药量普遍轻微，效果却非常好，我国江南的经方医生所用经方的量也非常轻，效果同样好。

不太准确的是，中医讲究的是理、法、方、药。理法在前，是前提，是基础。如果理法错误，辨证错误，方证选择错误，不管在方中药量上花再多工夫，那也是白搭。反之理法正确，辨证准确，方证选择正确，剂量再能细致入微地处理，该小的小，四两拨千斤，该大的大，重剂起沉疴，大小比例适合，效果自然好。所以不要把中医的效果全部寄托在方子唯一的救命稻草剂量上，要辨证地看问题。

我们看病希望的是用恰当的量获得最大的效果，这是每个医生毕生所追求的。关于药物量效关系问题，是一个很大的科研话题，需要大家努力完成。每一味药物的最小有效治疗量、中等治疗量、最大治疗量、安全治疗量的具体数值，需要不断了解，并根据患者病情调整，如附子治疗量零点几克、几克治疗有效果；几十克、几百克也都有效果。我们到底该用多少克，既有最好的效果，又安全、不浪费药材，需要辨证分析。

经方的剂量非常重要，但是经方中每个药物的大体比例更重要。每个方子除了剂量之外，药物之间的比例更加重要，这一点是很多经方中医医生的共识。我们有时可能记不住每个经方中的每味药物的剂量，但是一定要记住每个方证中每味药物之间的比例。

关于《伤寒杂病论》《千金要方》《外台秘要》中的一两等于多少克的问题，在临床中怎样使用？这个问题历代都争论的非常多，现在比较统一的认为，汉唐时代的一两等于现在的 15.625 克，大约等于 15 克。在临床中笔者是这样处理的，看小儿病一两换成 5 克，大儿童 8 克，体质一般的成人 10 克，体质壮实的 15 克，体质特好、病重的可以用到 15 克以上，还是要根据实际情况灵活处理。现举李翰卿医案如下。

和某，女，35 岁。主诉风湿性心脏病，二尖瓣狭窄，反复咯血 20 年。2 年前在医院手术后出现全心衰竭，至今未见改善，反而日渐严重；全身浮肿，尿少，呼吸困难，心悸心烦，不得平卧，改以中医药治疗。医查其症见口渴身热，心悸心烦，气短而喘，不得平卧，脉数而结代（注：应称促代脉），辨证为心阴亏损。

处方：人参 10 克，麦冬 10 克，生地黄 10 克，栝楼根 15 克，黄连 10 克，五味子 10 克，石斛 10 克，白芍 15 克，炙甘草 10 克。

并继续配合服用地高辛等药。服药后，是夜诸症更加严重，呼吸困难，神色慌张，有欲死之状。邀李老诊视，李老云：患者高度水肿，心悸气短，乃心肾阳虚、水气上逆凌犯心肺之象，危证也，急宜真武汤加减治之。

处方：附子 1 克，白芍 1.5 克，白术 1.5 克，人参 1 克，茯苓 1.5 克，杏仁 1 克。

次日之晨，诊其浮肿减轻，尿量增多，呼吸困难明显改善。

此时因李老公务繁忙，由笔者代其诊治，患者家属云：此方量小力微，病情深重，可否改加分量？前医亦适在其侧，云：兵微将寡岂能制大敌，不可也。余听后亦感颇有道理，乃在原方上加 10 倍量予之。次日，家属来邀云：诸症加剧，请速前往诊治。

李老询诸症之后，云：此患阴阳大衰，又兼水肿实邪，正虚而邪实，补其阳则阴大伤，而烦躁倍加，补其阴则阳气难支，浮肿短气更甚。其脉一息七至，且有间歇，乃阴不恋阳，阳气欲败，非热盛之实证，亦非阴虚有热之虚证，故治之宜小剂耳。君不知《内经》有"少火生气，壮火食气"乎！此病用药之量稍有不慎，则命在顷刻矣。

余遵其意，再以原方原量予之。1个月之后，患者呼吸困难大见改善，浮肿消失，并能到户外活动。

五、药物的毒性问题

（一）毒药问题

广义毒药：是药三分毒，我们用药物的偏性（毒性）纠正人体的偏性，这种偏性也叫毒性，药物也叫毒药。

狭义毒药：是有毒的药物，如川乌、附子、半夏等。

（二）狭义毒性药物观

李可大师说：学习经方要过三关（剂量关、毒药关、煎煮关），其中就有毒药关。

狭义的毒药，只要我们驾驭的好，就是救人的良药。我们就是利用药物的偏性纠正人体的偏性，只要煎煮脱毒处理得好，就能变毒为宝。

麻黄：凡是15克及以上都要先煎煮去泡沫，30克以下基本看不到泡沫，笔者在临床一般是15克以上都要先煮5分钟倒掉煮药的水，用药渣。

吴茱萸：不管多大的量，先要用温水淘洗五六次，淘洗后的水倒掉，用洗过的吴茱萸与其他药物煎煮。

生半夏：用温水淘洗3次后，打破加等量的生姜，煎煮1小时后才能加入其他药物。

细辛：凡是用 10 克以上，必须敞开盖子煎煮。

制川乌、制附子：先把川乌或者附片加入生姜、蜂蜜、炙甘草，先煮 40 分钟至几个小时，剂量越大煎煮时间越长，先武火后文火；一次性加足量的水，中途不能加冷水，可以加开水；中途加后下药物时，药物也不能用冷水浸泡。

生附子或是生川乌（慎用）：用生姜、蜂蜜、炙甘草先煮 3 小时，口尝药片不麻口，饮药水不麻口，才能加入其他不浸泡的药物，中途不能加冷水。

笔者的师友李文学主任说：中药必须用中医理论、方剂配伍法度、中药的"四气五味，升降沉浮"等中医药特有的理论体系驾驭，而不是现代的药理研究。现代药理对单味中药研究，不能代表方剂的研究，更不能代表中药配伍后方剂的药理。不然，中药的"毒性"就会被现代药理研究得让世人"谈毒色变"，然中药的"毒"正是救命仙丹。单味有毒，而复方无毒；生用有毒，而汤剂无毒。仲景就是用"毒"药高手，经方能治重病者、大病者，都有"毒"。如果按现代药理研究就不能大胆使用"乌、附、麻、辛"这些有毒之品，或者少量隔靴止痒，如此我们祖先研究的救死扶伤之经方，就只能"调理身体"和"治未病"了。我们只有一点一滴，潜心研究，勤奋实践，发扬仲景学说，发展经方运用，最终达到提高中医临床疗效的目的，才能对得起中医先辈。

六、从何处学习药证

（一）如何学好药证

1. 以理法为前提，用理法和方证指导药证。

2. 以《伤寒论》和《金匮要略》为基础，把这两本书涉及的基础药物找出来，研究同一味药物在不同配方中的作用、使用情况，然后汇总，就能基本掌握一味药物的适应证。

3. 以《神农本草经》和《名医别录》为重点研修对象，对每味药物反复研读和理解思考。在研修这两本书上的每味药物时，最好结合《伤寒论》《金匮要略》方证连贯推演。

4. 多看方书，从方子中去推理药证，扩大药证的运用，尤其是《千金要方》和《千金翼方》，还有《外台秘要》。方子除了反映理法，同样可以反映医家独到的用药经验。笔者多年研修《千金要方》《千金翼方》和《外台秘要》，对理解《神农本草经》和《名医别录》有非常大的帮助，也能扩大药证运用范围，受益无穷。

5. 最好摒弃现代药理研究来使用中药。

6. 动手整理成册，让思维清晰，以便随时复习。

7. 临床多实践。

8. 一生不断地反复研究考证药证，并将自己的思考总结写下来。

（二）深入透彻研究药证的好处

在笔者看来，"药证不透，加减乱凑"。药证没有学好，临床运用方子是想当然地加减，没有根据，加减的药味超过原方的味数，开出来的方子一般都是二十多味，没有重点的大包围。学好药证就会在原方的基础上有理有据地加减，舍去不适合的药物，加上几味更恰当的药物。很多情况下加入一味药物等于加入了一个或是几个现成的方子在里面，疗效是非常明显的。学好药证的经方医生治疗小病一般就用七八味药物，大病选用十二味药物左右，这就是学好药证的好处。

第 2 章　药证精微

一、桂枝

（一）性味

味辛、甘，性温。

（二）定性

太阳经药物。

（三）历代本草论述

1.《神农本草经》：主上气咳逆，结气，喉痹，吐吸，利关节，补中益气。

2.《名医别录》：无毒。主治心痛，胁风，胁痛，温筋通脉，止烦，出汗。

3.《本草经疏》：实表祛邪。主利肝肺气，头痛，风痹骨节挛痛。

（四）古方运用

1. 降逆平冲（主要作用）：桂枝加桂汤、桂苓五味甘草汤、苓桂枣甘汤。

2. 调和营卫而解表（主要作用）：桂枝汤、桂枝人参汤、桂枝新加汤。

3.温通心脉，治心悸动：桂枝甘草汤、炙甘草汤、补坎益离丹（附子八钱，桂心八钱，炙蛤粉五钱，甘草四钱，生姜五片）。

注解：补坎益离丹，是在桂枝甘草汤基础上加附子、海蛤粉，加重生姜用量组成，针对心阳虚之心病不安。

4.温通散寒止痛（不通则痛）：当归四逆汤、乌头桂枝汤、甘草附子汤、桂枝附子汤、桂枝汤加茯苓白术附子汤，或是《千金要方》乌头汤。

《千金》乌头汤：乌头、细辛、蜀椒各一两，甘草、秦艽、附子、芍药各二两，桂枝、生姜、防风、茯苓、当归各三两，独活四两，大枣二十枚。上十四味㕮咀，以水一斗二升煮取四升，分五服。主治风冷脚痹疼痛，挛弱不可屈伸。

注解：《千金》乌头汤是在桂枝汤基础加乌头、细辛、附子、花椒等药物，治疗桂枝汤证伴有的顽固疼痛。

5.温阳、化气、利水湿：五苓散、苓桂术甘汤、茯苓甘草汤。

6.温化痰饮：小青龙汤、苓桂术甘汤、苓桂枣甘汤，或是《千金要方》旋覆花汤，或是《千金要方》大半夏汤。

《千金》旋覆花汤：旋覆花、细辛、前胡、甘草、茯苓各二两，生姜八两，半夏一升，桂心四两，乌头三枚。上九味㕮咀，以水九升煮取三升，去渣，分三服。主治胸膈痰结、唾如胶、不下食者。

《千金》大半夏汤：半夏一升，白术三两，生姜八两，茯苓、人参、桂心、甘草、附子各二两。上八味㕮咀，以水八升，煮取三升，分三服。主治痰冷澼饮，胸膈中不利。

注解：在《千金要方》《外台秘要》许多化痰化饮的方子中基本都有桂枝、甘草药对。

7.温中建中而止痛（不荣则痛）：小建中汤、黄芪建中汤、当归建中汤。

8.活血化瘀血（温通化瘀）：桂枝茯苓丸、桃核承气汤。

9. 解热退热：柴胡桂枝汤、桂枝汤或是《外台秘要》九味当归汤。

《外台》九味当归汤：当归、甘草（炙）、芍药、人参、桂心、黄芩、干姜各一分，大枣五枚，大黄二分。主治小儿宿食不消，发热。

注解：《外台》九味当归汤，是桂枝汤干姜换生姜（如果虚寒不重，还是用生姜），加当归温中止痛，桂枝汤加大黄可以止痛，加黄芩与桂枝可退热，治疗小儿表虚外感发热，同时内有寒湿聚积的腹痛等病证。

10. 补肝气虚，目不明，肋风痛，肋痛，疲倦等：《千金要方》补肝汤甘草一两，桂心一两，山茱萸一两，细辛二两，桃仁二两，柏子仁二两，茯苓二两，防风二两，大枣二十四枚。上九味咬咀，以水九升煮取五升，去渣，分三服。

注解：辛以润之，辛以散之。桂枝、甘草温通心脉，细辛辛以润之，治疗肝气虚寒引起的目不明，肋风痛，肋痛，疲倦等症状。

11. 温中止胸腹疼痛：桂枝生姜枳实汤、枳实薤白桂枝汤、小建中汤或是《千金要方》吴茱萸汤。

《千金》吴茱萸汤：吴茱萸、半夏、小麦各一升，甘草、人参、桂心各一两，大枣二十枚，生姜八两。上八味咬咀，以酒五升，水三升，煮取三升，分三服。久寒，胸胁逆满，不能食。

注解：《千金》吴茱萸汤是在《伤寒论》吴茱萸汤的基础上加桂枝、甘草温中散寒止痛，半夏散结，小麦、甘草甘缓止痛，从而治久寒，胸胁逆满，不能食。

12. 治寒性咽喉疼痛：半夏汤及散。

（五）现代运用

1. 药对配伍

（1）桂枝配麻黄：麻黄与桂枝同用，桂枝助麻黄解表，开玄府，开毛窍，祛除在表的风寒湿邪或是伏邪。

（2）桂枝配芍药：桂枝与芍药同用，桂枝走表，芍药走里，桂枝固在外的卫阳之气，芍药滋养在里的营分之阴，共同调和营卫。

（3）桂枝配附子：附子温阳，桂枝温中行血、温通筋脉，通利关节，不伤津液。附子助桂枝温散，桂枝助附子运达病所，为治疗痹证的最佳搭配。

（4）桂枝配石膏：桂枝甘温，通阳化饮；石膏辛寒，清泻里热。

（5）桂枝配甘草：桂枝甘温，炙甘草温中益气，配伍使用可温中益气，治心悸动。

（6）桂枝配柴胡：解表协同退热。

（7）桂枝配茯苓（白术）：桂枝配茯苓构成桂苓剂，平冲、平眩、安神。

（8）桂枝配枳实、薤白：散胸中阴寒积滞，治疗胸痹，胃脘疼痛。

（9）桂枝配半夏、甘草：桂枝甘草汤加半夏，散寒湿痰结，治阴寒咽喉疼痛。

（10）桂枝配芍药、饴糖：建立中焦阳气，调畅营血，止痛散滞。

（11）桂枝配生姜、甘草、大枣：健胃，保护脾胃。

（12）桂枝配大黄、桃仁（桃核承气汤），或是桂枝配桃仁、牡丹皮（桂枝茯苓丸）：与活血药物同用，可以增强活血化瘀的效果，桂枝辛散，能推动瘀血走动。

（13）桂枝配生姜：火神派的姜桂汤，治疗长期鼻流清涕。

2. 名医用药心得

（1）华乐柏经验：桂枝末醋调敷神阙治疗遗尿，酒调敷患处治疗寒疝。

（2）殷蓓蓓经验：重用桂枝治疗心律失常，即桂枝 60 克，甘草 30 克，效果迅速。

（3）梁剑波经验：口眼㖞斜，用桂枝 60 克加酒适量浓煎，用布浸泡药汁后热敷，左㖞敷右，右㖞敷左，效果好。

（六）临证要点

1. 应用指征：舌质暗红或是舌质红，口唇暗红，舌苔薄白有津；脉象浮缓；体质偏瘦，面白，体弱，怕风，多汗，腹部肌肉拘挛。

2. 用量：常规用量 10～30 克；大剂量 60 克。

3. 用法：桂枝配麻黄、附子、干姜同用则热；有热者可以配合石膏、黄芩、防己、芍药同用。

4. 禁忌：舌绛、神昏、发斑、鼻衄、血热津亏者皆忌用。

（七）药材质量

桂枝：以枝条嫩细均匀，色红棕，细嫩尖为佳。

（八）相近药物鉴别

桂枝气薄，上行发表，调和营卫，畅通经脉治疗痹证；肉桂味厚重，下行而温，能温补命门，坚筋骨，通血脉，同时引火下行。

（九）小方拾遗

1. 桂枝甘草汤：治疗里虚寒（太阴）引起的心悸、心慌、惊恐不安。

2. 桂枝生姜枳实汤：治疗里虚寒（太阴）引起的胸痹，胃脘疼痛。

3. 四味当归汤：当归三两，桂心三两，干姜三两，甘草（炙）二两。（《外台秘要》卷七引《范汪方》）

注解：本方是桂枝甘草汤加甘草干姜汤，治疗虚寒性腹痛，隐隐作痛，时发时止，喜温细按，脉迟缓。

4. 独活酒：独活一斤，桂心三两，秦艽五两。上三味㕮咀，以酒一斗

半，渍三日。饮五合，稍加至一升，不能多饮，随性服。产后中风，言语
謇涩，腰强直。(《千金要方》卷三)

(十) 临床感悟

桂枝强卫和营解表、振奋胸阳用小剂量 (5~15克) 和中等剂量 (10~20
克)，在治疗奔豚剂量比较大 (20~40克)；桂枝在后世方中还有补肝的作
用不可小视，《千金方》中的"补肝汤"和"补肝散"，《辅行诀》中的"大
补肝汤""小补肝汤"都是应用桂枝补肝作用的典型。

桂枝配伍麻黄、附子则热，甘温大热除陈寒久痛；配伍石膏、防己则
辛寒，清热化饮消肿通痹。

二、麻黄

(一) 性味

味辛、微苦，性温。

(二) 定性

太阳表实药物。

(三) 历代本草论述

1.《神农本草经》：味苦，温。主中风，伤寒头痛，温疟，发表出汗，
去邪热气，止咳逆上气，除寒热，破癥坚积聚。

2.《名医别录》：微温，无毒。主治五脏邪气缓急，风胁痛，字乳余
疾，止好睡，通腠理，疏伤寒头痛，解肌，泄邪恶气，消赤黑斑毒。

3.《景岳全书》：若寒邪深入少阴、厥阴筋骨之间，非用麻黄、官桂不

能逐也……足厥阴之风痛目痛。

（四）古方运用

1. 止咳逆上气，咳喘（主要作用）：麻黄汤、小青龙汤、射干麻黄汤、厚朴麻黄汤、麻杏石甘汤。

2. 开毛窍，开玄府，利水肿（主要作用）：越婢汤、越婢加术汤、麻黄连翘赤小豆汤、麻黄甘草汤、桂枝去芍药加麻黄附子细辛汤。

注解：麻黄或是含有麻黄的方剂对水肿有非常好的效果。李可老中医喜欢把麻黄附子细辛汤加到真武汤、四逆汤中用于治疗顽固性水肿、难治性水肿。此类水肿发作有相同的时间，相同的诱因，相同的过程（伏邪）。

3. 中风伤寒头痛，解表（最主要作用）：麻黄汤、葛根汤、五积散或是《千金要方》麻黄汤。

《千金》麻黄汤：麻黄一两，生姜一两，黄芩一两，甘草半两，石膏半两，芍药半两，杏仁十枚，桂心半两。治少小伤寒，发热咳嗽，头面热者。

注解：本方在《伤寒论》中的麻黄汤基础上加石膏，等于加入了麻杏石甘汤，可发越阳明郁热；再加黄芩清内热（有黄芩汤之意）；芍药畅通营血，调和营卫（有桂枝汤之意），治疗恶寒发热伴有阳明里热证。

4. 破癥坚积聚，寒凝痰瘀成积，祛寒化痰，散瘀消肿：麻黄附子细辛汤、桂枝去芍药加麻黄附子细辛汤、阳和汤。

5. 退黄，治疗黄疸（解表开毛窍而退黄）：麻黄连翘赤小豆汤。或是治伤寒热出表发黄疸：麻黄三两，以醇酒五升，煮取一升半，尽服之，温服汗出即愈。冬月寒时用清酒，春月宜用水。（《千金》麻黄醇酒汤）

6. 透发伏邪留于太阳或是少阴（伏邪是引起顽固病和疾病久治不愈的原因）：麻黄附子细辛汤或是《千金》小续命汤。

《千金》小续命汤：麻黄、防己、人参、黄芩、桂心、甘草、川芎、芍药、杏仁各一两，附子一枚，防风一两半，生姜五两。上十二味咬咀，以水一斗二升，先煮麻黄三沸去沫，纳诸药，煮取三升，分三服；不愈更合三四剂，取汗。

注解：本方是麻黄汤与桂枝汤的框架，同时有阳明内热。加防己、黄芩，治疗太阳表郁、少阴伏邪加阳明郁热引起的中风、口眼㖞斜、面神经炎等。

7.治疗痹证：痹证的主要致病因素是寒邪。麻黄透发太阳、少阴寒邪而治疗痹证，胡希恕言痹证多在少阴，其实在太阳的也不少，或是太阳、少阴合并痹证，尤其是顽固性、长期不能治愈的痹证。临床多用乌头汤、麻黄附子细辛汤、越婢汤，越婢汤加苓术附汤、《千金》三黄汤。

8.目痛，流泪，红肿，伴有恶寒或是恶寒发热：大青龙汤，越婢加术汤，麻黄附子细辛汤，或是《眼科奇书》八味大发散。

八味大发散：麻黄、细辛各6克，白芷、羌活、防风、川芎、藁本、蔓荆子各10克。

注解："目病多风""风邪趋上"风药祛风发越外邪，疏风而治疗目病。太阳有寒实伏邪不解而眼睛出现红肿痛流泪，千万不要一见红肿则辨证为阳明证，大用清热解毒方剂；而要用解太阳表邪或是太少表邪的方子，宣透太阳寒实郁闭，寒邪透出后眼病红肿热痛就好了。比如麻黄附子细辛汤、葛根汤、越婢汤、八味大发散等方；常用麻黄、蔓荆子、羌活、独活、防风等风药。

9.麻黄治疗外科疮疡：七星剑汤。方药组成为麻黄、野菊花、半枝莲、蚤休（重楼）、地丁草（苦地丁）、苍耳子、豨莶草七味，治十三种疔疮，初起憎寒作热，恶心呕吐，肢体麻木，痒痛非常，心烦作惕，甚至昏聩。（陈实功《外科正宗》）

（五）现代运用

1. 药对配伍

（1）麻黄配桂枝：解表发汗，治疗痹证疼痛。

（2）麻黄配石膏：石膏大于麻黄（麻杏石甘汤），不再是发汗解表，麻黄开毛窍，开玄府，透热外出，石膏清热除烦，解内热；石膏大于麻黄，再加生姜、大枣，可以发越水湿，治疗阳明湿热水肿（越婢汤）；麻黄大于石膏（大青龙汤），还是发汗解表，同时清里热。

（3）麻黄配黄芩、黄柏、大黄：麻黄开毛窍，开玄府，透热外出，三黄清热解毒，清阳明里热。

（4）麻黄配甘草（麻黄甘草汤）：治疗太阳表实的水肿，消肿利水。

（5）麻黄配甘草、附子（麻黄附子甘草汤）：治疗少阴里虚寒，伴有水肿、咽喉痛。

（6）麻黄配附子、细辛：治疗少阴表虚寒证，怕冷，疲倦，无力，多眠睡等。

（7）麻黄配五味子（白果仁）：麻黄宣散止咳平喘，五味子收敛，一散一收，使宣敛结合。

（8）麻黄配杏仁：宣降肺气，治咳喘。

（9）麻黄配射干：止咳平喘。

（10）麻黄配苍术：宣肺燥湿，治表里水湿。苍、麻用量1:1，大发汗；2:1时，小发汗；3:1时，利尿作用明显；4:1时，化湿，无明显发汗利尿作用。

（11）麻黄配地龙（地龙、僵蚕、全蝎治疗风咳）：宣肺通络，止咳平喘，利尿。

（12）麻黄配熟地黄、白芥子（阳和汤之意）：温通血脉，消散阴凝，消散痰核肿块，治疗疮疡，咳喘。

（13）麻黄配益智仁、黄芪、桑螵蛸：治疗遗尿。

（14）麻黄配鱼腥草、金荞麦根：治疗痰热咳嗽。

（15）麻黄配薏苡仁（麻杏苡甘汤）：少剂量的麻黄有开窍利水湿的作用。

（16）麻黄配白薇：解表清热生津。

2. 名医用药心得

（1）刘渡舟经验：麻黄治喘，寒热咸宜，与干姜、细辛、五味子相配则治寒喘；与石膏、桑白皮配伍治热喘；与杏仁、薏苡仁相配治湿喘。除心、肾之虚喘禁用外，余则无往而不利也。

（2）董漱六经验：麻黄治哮重在配伍，合桂枝发汗散寒；合石膏宣肺清热；合桑白皮清肺达邪；合葶苈子宣肺下气；合射干祛邪化痰定喘；合厚朴理气宽胸平喘；合党参益气调脾，宣肺定喘；合熟地黄滋肾纳气，温肺止咳；合附子温肾阳，宣肺气，化痰治喘。

（3）王玉英经验：外感久咳不管有没有表证均可用麻黄（伏邪）。

（4）洪广祥经验：虚喘可用麻黄，尤其是下虚的虚喘或是上盛下虚，更要固下焦虚寒培补元阳。阳虚者，麻黄配附子、肉桂、紫石英；阴虚者，配熟地黄、核桃仁、山茱萸，气阴两虚者，配生脉饮、白果。

（5）罗陆一经验：运用麻黄附子细辛汤治虚寒性心动过缓。

（六）临证要点

1. 应用指征：体质壮实，肌肉结实，不爱出汗（相对而言，麻杏石甘汤、越婢汤有汗照常能用，麻黄与石膏等清热药物同用可以用于止汗，麻黄与桂枝同用不能用于汗出）皮肤粗糙，暗黄或是水肿，脉浮紧，舌质无干红，舌苔无脱落（舌质白，苔白有津），外感后身疼痛，咳喘，水肿等。

2. 用量：常规用量 3～10 克；大剂量 10～60 克。

3. 用法：生麻黄用 15 克左右要先煎 5 分钟，倒掉水用药渣。发汗解表（体质虚弱除外，可以用麻绒），疼痛病、水肿一定要用生麻黄；平喘一般也用生麻黄；虚弱汗出者可以蜜制麻黄。

4. 禁忌：汗出多者，亡血，舌质红，舌苔红干，口干伤津者，喘脱者，严重心脏病者，阳热旺盛的高血压病患者（表实证的高血压照常可以用）等忌用。

5. 不良反应：麻黄为中枢兴奋剂，能使人心动过速和血压升高，造成兴奋，不易入睡，引起尿潴留，小便不畅。如果在辨证准确的情况下，麻黄的这些不良反应一般不会有。

（七）药材质量

以颜色淡黄，没有节为佳。

（八）相近药物鉴别

麻黄、桂枝都可以解表。麻黄针对太阳表实，桂枝针对太阳表虚。麻黄长于利水消肿，止咳平喘，退黄；桂枝降逆平冲，温通心脉，治疗奔豚，化痰饮，治疗虚寒性咽喉痛。

（九）小方拾遗

1. 麻黄甘草汤：麻黄开毛窍、利水肿，甘草缓制麻黄利水过度，治疗水肿。

2. 白薇散：白薇二两，麻黄（去节）七分，杏仁（去皮尖，熬）三分，贝母三分。上为散。每服方寸匕，酒下。厚覆卧，汗出愈。发汗。主伤寒二日不解。（《外台秘要》卷一引《小品方》）

（十）临床感悟

麻黄解表，止咳，平喘，利水消肿这些功效大家都知晓，对于麻黄开毛窍，开玄府，通闭结的作用却不太重视。麻黄开毛窍，开玄府，可以让在内的表邪、寒邪、湿邪、火邪透发出来，给病邪找出路。要特别重视这一点，麻黄除了透表邪外出，还能透潜伏下来的伏邪，这点是治疗许多顽固性疾病的钥匙。比如小柴胡汤常用于治疗顽固发热，如果疗效不好，患者还有恶寒的症状，是表邪没解，用麻杏石甘汤透邪，两方一合疗效就好了；消风散常用于治疗皮肤湿痒，如果疗效不好，患者还不爱出汗、恶寒，用麻杏石甘汤或是麻杏苡甘汤合方，疗效就好了。

麻黄配桂枝附子细辛甘温大热，除寒止痛；麻黄配金银花、连翘、石膏等药物则辛凉透邪，代表方剂如麻杏石甘汤、防风通圣丸、《千金》三黄石膏汤。

（十一）医案

罗某，女，60岁，四川绵阳江油人。2017年12月5日初诊。

主诉：剧烈咳嗽1个月。

病史：1个月前感冒后出剧烈咳嗽，四处治疗，收效甚微。其女是针灸医师，听过笔者的经方课，从外省回来专门带她来治疗。现症见中等个子，胖而壮实，面黄黑。不停地咳嗽，咽喉痒，咽痒时咳嗽加剧。不怕冷，不发热，无身痛，舌质淡白，舌苔白，有津液，口不干不苦，饮食、二便正常，脉沉滑。

辨证：太阴痰湿气逆证。

处方：半夏厚朴汤合芍药甘草汤。姜半夏30克，厚朴20克，茯苓30克，苏叶（后下）20克，生姜20克，芍药20克，炙甘草10克，旋覆花20克。3剂。1剂浸泡40分钟，大火煮开，小火煮40分钟，分4次喝完。

12 月 10 日二诊：服药后，效果不明显。再次详细问诊，不汗出，有身疼痛，背心冷，他症同一诊。有身疼痛，背心冷，是表证证据，在一诊基础加生麻黄 10 克，羌活 10 克。4 剂，煎煮同一诊。

微信回访，患者服二诊方效果非常好，药尽痊愈。

三、栝楼根

（一）性味

味甘、微苦，性微寒。

（二）定性

栝楼根现称天花粉，定性为阳明经药物。

（三）历代本草论述

1.《神农本草经》：味苦，寒。主消渴身热，烦满大热，补虚安中，续绝伤。

2.《名医别录》：无毒。主除肠胃中痼热，八疸，身面黄、唇干，口燥，短气，通月水，止小便利。

3.《本草纲目》：栝楼根，味甘微苦酸。酸能生津，感召之理，故能止渴润枯，微苦降火；甘不伤胃，昔人只言其苦寒，似未深察。

4.《景岳全书》：消乳痈肿毒、痔瘘、疮疖，排脓生肌长肉，除跌扑瘀血。

（四）古方运用

1.治消渴（最主要作用）：栝楼牡蛎散、小柴胡去半夏加栝楼、小青龙去半夏加栝楼。

2.治消渴，除肠胃热实方：栝楼根、生姜各五两，生麦冬（用汁）、芦根（切）各二升，茅根（切）三升。上五味细切，以水一斗，煮取三升，分三服。（《千金要方》）

注解：药食同源，味甘甜容易接受。

3.润燥生津解痉挛：栝楼桂枝汤，或是《伤寒活人指掌图》桂枝栝楼干葛汤。

桂枝栝楼干葛汤：桂枝三钱，芍药三钱，栝楼根二钱，甘草二钱，干葛二钱半。水二盏，加生姜七片，大枣一枚，煎至八分，去滓服。主治柔痉。

注解：本方为桂枝汤加栝楼根、葛根。栝楼根、葛根都是多汁之物，可生津润燥。

4.补虚安中，滋补（主要作用）强壮药物，补虚润燥：栝楼瞿麦丸、柴胡桂枝干姜汤。

5.生津止咳降痰火，生津，津多能涤荡难咳出的顽痰：豁痰丸。

豁痰丸：当归10克，知母10克，栝楼根10克，白前根10克，麦冬15克，枳壳6克，杏仁10克，栝楼实12克，桔梗10克，射干10克，茯苓10克，石斛12克，甘草3克，竹沥60～150毫升。（唐容川《血证论》）

注解：治疗津亏燥痰难以咳出，生津补液涤荡难出之燥痰。

6.消肿治疗疮疡：仙方活命饮。

仙方活命饮：炙穿山甲、白芷、栝楼根、炒皂角刺、当归尾、甘草、赤芍药、乳香、没药、防风、贝母各一钱，陈皮、金银花各三钱，用酒一大碗，煎五七沸服。（《校注妇人良方》）

7.治肺痨、肺痿：元代葛可久《十药神书》载"辛字润肺膏"治久咳、肺燥、肺痿。组成为羊肺一具，杏仁净研、柿霜、真酥、真粉各一两，白蜜二两。上先将羊肺洗净，次将五味入水搅黏，灌入肺中，白水煮熟，如常服食。

8. 续绝伤（治疗跌打伤血瘀兼津亏，津足瘀血去）：治跌打损伤，胸膛疼痛难忍，咳嗽多年不止，栝楼根不拘多少，每服二钱，用石膏豆腐卤调服。（《滇南本草》）

9. 除黄疸：栝楼根性凉清热生津，对于津亏瘀热黄疸，生津润燥同时化痰，治痰瘀津亏黄疸，宜服茵陈散方。

茵陈散方：茵陈三分，木通（锉）一两，栀子仁三分，甘草（炙微赤，锉）半两，栝楼根一两，麦冬（去心）一两半，柴胡（去苗）一两，秦艽（去苗）一两。上件药，捣筛为散，每服五钱。以水一大盏，入竹叶三七片，煎至五分，去滓，不计时候温服。（《太平圣惠方》）

注解：栝楼根治疗的黄疸属于阳明郁热兼有津亏。

10. 通月水：《千金要方》前胡牡丹汤。

《千金》前胡牡丹汤：前胡、牡丹、玄参、桃仁、黄芩、射干、旋覆花、栝楼根、甘草各二两，芍药、茯苓、大黄、枳实各三两。上十三味㕮咀，以水一斗，煮取三升，分为三服。

11. 乳无汁方：栝楼根（切）一升，酒四升，煮三沸。（《幼幼新书》）

注解：津亏是乳汁少的原因，生津补液也为乳汁提供来源。

12. 栝楼粉粥：清热生津，止渴。主热病伤津，多饮，肺热干咳，消渴。本方《药粥疗法》引作"天花粉粥"。

《药粥疗法》用法：栝楼根煎汁，去滓，或鲜者洗净后切片，煎取浓汁，同粳米煮粥。（《千金要方》卷二十一）

注解：治疗阳明火郁引起的口干、消渴、干咳，表现为舌质红，舌苔黄燥，少津，脉细数。

（五）现代运用

1. 药对配伍

（1）栝楼根加牡蛎：生津止渴。

（2）栝楼根加泽泻：利水。

（3）栝楼根加葛根：生津，治疗消渴。

（4）栝楼根加麦冬、天冬：治疗阳明郁热，津亏燥咳。

（5）栝楼根加白芷：治疗疮疡。

2. 名医用药心得

（1）杨得明经验：治疗阳明津亏瘀热黄疸，在辨证组方时加入并重用栝楼根，可以取得很好效果。

（2）李公文经验：栝楼根有良好的活血通络作用，用于糖尿病及并发症，临床疗效较好。

（3）张书林经验：治子宫肌瘤，常在配方中重用栝楼根 100 克以散肿解毒。

（4）张翠贞经验：大剂量栝楼根治疗流产后经血不尽，临床疗效较好。

（六）临证要点

1. 应用指征：口渴，神疲，舌质红，舌苔薄黄、干，脉细数，大便干，小便短黄等。

2. 用量：常规用量 10～30 克，大剂量 100 克。

3. 禁忌：太阴寒湿、寒饮不能使用或是不能单独使用栝楼根，应配伍干姜或附片运用（柴胡桂枝干姜汤）；妇女妊娠期禁止使用。

（七）药材质量

块大、色白、粉性足、质坚而细腻、筋脉少者为佳。

（八）小方拾遗

1. 栝楼牡蛎散：栝楼根、牡蛎各等分。治疗消渴，单方运用或是配合其他方运用。

2. 滑石散：疗淋，小便数，膀胱有热。滑石二两，栝楼三两，石韦（去毛）二分。上三味，捣筛为散，以大麦粥清服方寸匙，日三次。（《古今录验方》）

注解：栝楼根生津止渴利尿。

（九）临床感悟

栝楼根是滋阴强壮的药物，对于里热津亏的虚损非常适合，一般与山药、牡蛎合用；虚寒性虚损与干姜搭配。

石膏的应用指征也有渴，但程度大于栝楼根，喝水量大，同时伴有烦躁，多用于急性期。栝楼根多用于慢性迁延期，喝水量可大可小，伴随虚弱症状。

（十）医案

柴胡桂枝干姜汤加外台茯苓饮治疗大便不畅

蒋某，女，81 岁，四川绵阳涪城区人。2019 年 12 月 8 日初诊。

病史：大便不畅一个月来就诊。患者一个月前行胆囊结石手术后出现大便不畅，在其他地方治疗效果不明显，特来我处治疗。

症状：高个子，面青黄，忧愁表情。解大便不畅，量少，不太成形；不发冷，不发热，汗出正常，精神差，疲倦，腿无力，感觉气不够用，鼻孔干，胃脘到肋下紧绷难受，舌质淡白，舌苔薄黄，口干，口苦，口涩，纳差。脉沉弦无力。

辨证：少阳太阴证。

处方：柴胡桂枝干姜汤加味。北柴胡 20 克，桂枝 15 克，炮姜 10 克，黄芩 15 克，栝楼根 20 克，牡蛎 30 克，炙甘草 10 克，白术 30 克，枳壳 25 克，茯苓 30 克，橘皮 30 克。4 剂。1 剂浸泡 1 小时，大火煮开小火煮 40 分钟，分 4 次喝完。

12 月 15 日二诊：精神好转，大便能顺利解，纳差，其他同一诊。

辨证：少阳太阴证。

处方：柴胡桂枝干姜汤合外台茯苓饮。北柴胡 20 克，桂枝 20 克，干姜 15 克，栝楼根 20 克，炒黄芩 12 克，牡蛎 30 克，茯苓 40 克，党参 20 克，枳壳 20 克，橘皮 20 克。煎煮方法同一诊，6 剂善后。

随访痊愈而停药。

四、葛根

（一）性味

味甘，性平。

（二）定性

太阳、阳明经药物。

（三）历代本草论述

1.《神农本草经》：味甘，平。主治消渴，身大热，呕吐，诸痹，起阴气，解诸毒。

2.《名医别录》：无毒。主治伤寒中风头痛，解肌发表出汗，开腠理，疗金疮，止痛，胁风痛。生根汁，大寒，治消渴，伤寒壮热。

3.《日华子本草》：冷。治胃膈热，心烦闷，热狂，止血痢，通小肠，排脓破血，敷蛇虫啮。

4.《药性论》：治天行上气，呕逆，开胃下食，主解酒毒，止烦渴。熬屑治金疮，治时疾解热。

（四）古方运用

1.治颈项强痛（最主要作用）：葛根汤、桂枝加葛根汤，柴葛解肌汤。

2.治下利：葛根芩连汤（太阳阳明湿热证，肛门灼热）、葛根汤（太阳阳明下利）。

3.治疗消渴，止渴生津：《医学衷中参西录》玉液汤，药用生山药一两，生黄芪五钱，知母六钱，生鸡内金（捣细）二钱，葛根半钱，五味子三钱，栝楼根三钱。

4.疮疹未透，透疹外出：升麻葛根汤，药用葛根、升麻、桔梗、前胡、防风各一钱，甘草五分，水煎服。（《全幼心鉴》）

5.解酒除烦，治酒醉不醒：葛根汁一斗二升，饮之，取醒，止。（《千金要方》）

注解：如果没有生葛根汁，就用干葛根浸泡后煮水喝，解酒效果亦佳 。

6.治卒干呕不息：捣葛根，绞取汁，服一升差。（《补辑肘后方》）

7.治小儿风热，呕吐，头痛，惊啼：葛根粥，药用葛根（锉）30克，粳米50克。上药用水500毫升，煎至150毫升，去滓，下米作粥，入生姜、蜜各少许，食之。（《太平圣惠方》卷九十七）

注解：葛根解肌、解表、退热，同时生津养胃止吐，粳米养胃，协同葛根发挥作用，是一个很好的食疗方。本方对小儿很好，阳明津亏者可用，小儿素体阳虚，容易腹泻不宜用。

（五）现代运用

1. 药对配伍

（1）葛根配黄芩、黄连：清热燥湿止利。

（2）葛根配麻黄：发汗解肌解表。

（3）葛根配桂枝：止痉挛疼痛。

（4）葛根配栝楼根：生津止渴。

（5）葛根配藿香、木香（七味白术散之义）：除湿止泻。

（6）葛根配升麻：透疹，升提下陷。

（7）葛根配丹参、川芎：治疗心脑血管病。

（8）葛根配柴胡：解肌清热。

2. 名医用药心得

（1）陈建新经验：重用葛根120克，治疗外感风热头痛，颈背僵痛等每获奇效。

（2）赵仲微经验：茵陈、葛根、藿香治疗小儿外感发热，疗效好。

（3）张士卿经验：葛根芩连汤治疗阳明湿热引起的痤疮。

（4）王瑞凤经验：在辨证基础加入葛根，并重用30～60克，再加石菖蒲6～12克，治疗耳聋效果较好。

（5）刘绍武经验：治疗心肌炎，在辨证方中常重用葛根30～60克以解肌祛毒。

（六）临证要点

1. 应用指征：项背僵直疼痛，困重，口干渴，舌质红，舌苔白或是薄黄，脉浮紧有力。

2. 用量：10～200克。

3.禁忌：葛根性凉，对于寒湿、痰饮不宜使用，或是配伍木香、藿香、茯苓、白术等太阴经药物。

（七）相近药物鉴别

葛根、栝楼根都可以生津，治疗颈痛、消渴、疮疡。葛根升阳止泻，透疹，解酒，退热，解表；栝楼根为滋补强壮药，止咳，通月水，消黄疸，续伤。

（八）小方拾遗

1.芍药四物解肌汤，治少小儿伤寒：芍药、黄芩、升麻、葛根各半两。以水三升，煮取九合，去滓分服。一岁以上分三服。（《千金要方》）

注解：本方小而好用，可与葛根汤合用；也可与葛根芩连汤合用；还可与凉解汤合用，效果都很好。

2.小独活汤：产后中风，口噤不知人。独活八两，葛根六两，生姜五两，甘草（炙）二两。上切，以水九升，煮取三升，分三服，微汗佳。（《外台秘要》卷三十四引《深师方》）

（九）临床感悟

葛根有粉葛根与柴葛根两种，粉葛根是药食同源品种，生津止渴为优；柴葛根，治疗外感和痉挛疼痛。栝楼根也可以治疗项背强痛，主要通过补充津液而舒缓项背强直疼痛；葛根治疗项背强直疼痛，主要通过发表，发散外邪，解放被困束的肌肉，补充津液为辅助。

葛根配麻黄、桂枝治疗太阳阳明的下利，有外感同时伴有下利，比藿香正气散好用得多；葛根配黄芩、黄连不论治疗急性的下利，还是慢性的下利，只要抓住"面红，油腻，吃麻辣的食物导致腹泻"就非常有效。

（十）医案

葛根汤加大黄、川芎治疗感冒伴有下颌淋巴结疼痛

李某，男，48 岁，四川绵阳涪城区人。2019 年 10 月 19 日初诊。

病史：患者因感冒一身疼痛伴有下颌淋巴结疼痛前来就诊。患者以前感冒都是在笔者处治疗的，基本上诊断都是太阳太阴证，多数情况下用的是五积散加减，效果都很好。现症见高个子，胖壮，面黄黑，疲倦。怕冷，不发热，一身疼痛，尤其是上半身疼痛，没有精神，不汗出，伴有下颌淋巴结肿大，牵扯到面颊疼痛，舌质白，舌苔白，口干，喝水一般，口不苦，饮食正常，大便稀溏，小便微黄。

诊断：太阳表实太阴证。

处方：葛根汤加茯苓、白术、大黄、川芎。柴葛根 80 克，生麻黄 10 克，桂枝 30 克，白芍 20 克，炙甘草 10 克，生姜 20 克，大枣 15 克，桔梗 20 克，生大黄 4 克，生川芎 15 克，炒白术 20 克，茯苓 30 克。3 剂。1 剂浸泡 30 分钟，大火煮开，小火煮 40 分钟，分 4 次喝完。

3 剂服完痊愈。

五、金银花

（一）性味

味甘，性寒。

（二）定性

阳明经药物。

（三）历代本草论述

1.《本草通玄》：主胀满下痢，消痈散毒，补虚疗风，世人但知其消毒之功，昧其胀利风虚之用，余于诸症中用之，屡屡见效。

2.《本草正义》：善于化毒，故治痈疽、肿毒、疮癣、杨梅、风湿诸毒，诚为要药。毒未成者能散，毒已成者能溃，但其性缓，用须倍加，或用酒煮服，或捣汁搀酒顿饮，或研烂拌酒厚敷。若治瘰疬上部气分诸毒，用一两许时，常煎服，极效。

3.《本经逢源》：解毒去脓，泻中有补，痈疽溃后之圣药。但气虚脓清，食少便泻者勿用。痘疮倒陷不起，用此根长流水煎浴，以痘光壮为效，此即水杨汤变法。

4.《滇南本草》：清热，解诸疮，痈疽发背，丹流瘰疬。

（四）古方运用

1.辛凉透表，清热解毒。银翘散：治温病初起，发热无汗，或有汗不畅，微恶寒，头痛口渴，咳嗽咽痛，舌尖红，苔薄白或薄黄，脉浮数者。连翘 30 克，金银花 30 克，苦桔梗 18 克，薄荷 18 克，竹叶 12 克，生甘草 15 克，荆芥穗 12 克，淡豆豉 15 克，牛蒡子 18 克。上杵为散。每服 18 克，鲜苇根汤煎，香气大出，即取服，勿过煮。肺药取轻清，过煮则味厚而入中焦矣。病重者约二时一服，日三服，夜一服；轻者三时一服，日二服，夜一服，病不解者作再服。（《温病条辨》卷一）

2.清热解毒，活血止痛。四妙勇安汤：治脱骨疽。症生手足各指，或生指头，或生指节指缝，初生或白色痛极，或如粟米起黄疱，其皮或如煮熟红枣，黑色不退，久则溃烂，节节脱落，延至手足背腐烂黑陷，痛不可忍。现用于血栓闭塞性脉管炎、动脉栓塞性坏疽症、栓塞性大静脉炎属于热毒型或湿热型者。玄参、金银花各 90 克，当归 60 克，甘草 30 克，水煎

服。连服十剂。药味不可减少，减则不效。（《验方新编》卷二）

注解：若是阳明热毒脉管炎、静脉炎，不能用虚寒性药物。

3. 鹤膝风：两膝疼痛，膝肿粗大，大腿细，形似鹤膝，步履维艰，日久则破溃之证。痛而无脓，颜色不变，成败症矣。生黄芪半斤，远志肉、牛膝各三两，石斛四两，金银花一两。生黄芪、远志肉、牛膝、石斛用水十碗煎二碗，再入金银花一两，煎一碗，一气服之。服后觉两腿如火之热，即盖暖睡，汗出如雨，待汗散后，缓缓去被，忌风。（《验方新编》）

4. 辛香散：治跌打损伤，溃烂、骨折者。防风、荆芥、刘寄奴、独活、大茴香、明矾、倍子、苦参、柏叶、当归、白芷、泽兰、细辛、金银花、苍耳各少许。水煎，加盐一撮，接骨、换膏时，外洗患处。（《伤科汇纂》卷七）

5. 断下渗湿汤：治疗久痢带瘀血，肛中气坠，腹中不痛。樗根皮（炒黑）一两，生茅术一钱，生黄柏一钱，地榆（炒黑）一钱五分，楂肉（炒黑）三钱，金银花（炒黑）一钱五分，赤苓三钱，猪苓一钱五分。（《温病条辨》卷三）

注解：金银花治痢疾一般炒用。

（五）现代运用

1. 药对配伍

（1）金银花配连翘：疏散风热解表。

（2）金银花配黄芪、甘草：即银花甘草汤基础上伴有气虚疮疡不能溃破。

（3）金银花配玄参、当归、甘草：脉管炎、静脉炎红肿热痛者。

（4）金银花配紫花地丁、野菊花等：疮疡红肿热痛。

（5）金银花甘草汤配红藤：疮疡红肿热痛。

2. 名医用药心得

（1）白清佐经验：重用金银花治疗乳痈，如银花白酒散（金银花240克，白酒240克）。

（2）周仲英经验：清气凉营汤治疗登革热。

（3）李可经验：大剂量金银花配伍攻毒承气汤治疗急性阑尾炎、急性子宫内膜炎、肺痈、肝痈、外科创伤血症等。药用金银花 90 克，连翘 30 克，芙蓉叶 30 克，大黄 10 克，芒硝（分冲）15 克，牡丹皮 15 克，冬瓜仁 60 克，桃仁 15 克，皂角刺、炮甲珠、炙甘草各 10 克，槟榔、生薏苡仁各 30 克，白酒 100 毫升。急火煮沸 10 分钟，2～3 小时服 1 次，日夜连服 2 剂，得泻去芒硝。

（六）临证要点

1. 应用指征：风热外感，热性疾病，疮疡红肿热痛，口干，舌红苔薄黄，脉浮数。

2. 用量：10～200 克。

3. 用法：后下，不宜久煎煮。

4. 禁忌：虚寒性疾病不宜用。

（七）药材质量

外观整齐，没有杂质，表面不会出现破损或是虫蛀，颜色青白，拿起来放到鼻子下面去闻，会有一种浓浓的芳香味，味道自然的金银花为上品。

（八）小方拾遗

金银花酒：金银花 50 克，甘草 10 克。将上药用水 2 碗，煎取半碗，再入酒半碗，略煎分 3 份。治疗疮肿，肺痈，肠痈。（《医方集解》）

注解：银花甘草汤是外科阳热性疮疡的常用基础方。

（九）临床感悟

金银花有疏散风热、清热解毒的功效，每个医生用的都很多。但使用大剂量金银花治疗脉管炎和鹤膝风（痹症）知道的却很少，前者方剂是四妙勇安汤，后者方剂是四神煎。

（十）医案

1. 李可医案

师某，40岁，患双下肢内臁溃疡年余。瘙痒无度，滋水淋漓，百治不效。1981年4月7日，一人令涂桐油一夜。次晨，局部痛如火灼。延至12时许，双腿内侧从内踝至腹股沟处焮赤肿痛，淋巴结亦肿。高热41℃，寒战如疟，头痛如破，神昏谵妄，面赤如醉，目赤如鸠，口气秽臭，苔黄燥，中根已黑，脉沉数实。证属疮毒内攻，予攻毒承气汤扫荡血毒。

处方：二花（金银花）120克，连翘90克，生大黄、木鳖子、蚤休（重楼）、柴胡各30克，天葵子、甘草各15克，蜈蚣（冲）3条，上药2剂，武火急煎频灌，2小时1次。

至夜10时泻下极秽臭夹有胶黏状大便3次而脱险。次晨诊之，下肢溃疡已结痂愈合。后遇于街头，其年余之臁疮竟在半月之间痊愈，唯患部皮肤稍显嫩红而已。盖攻法治病，邪退正安，挽危亡于顷刻。而大黄一物，号称将军，扫荡毒邪，拨乱反正，推陈出新，活血化瘀，其效如神。整体气血通达，何患局部顽症不退！

2. 邓文斌医案：麻黄汤加麻杏石甘汤治疗小儿反复发热

蔡某，5岁，四川绵阳松垭镇人。2018年10月6日初诊。

主证：反复发热4天。

病史：患者因4天前奔跑嬉戏汗出过多，出现流鼻涕，发热38.5℃，四肢疼痛，家长自行购药服用无效来就诊。现症见体瘦，面黄黑。无汗，怕冷，流清鼻涕，四肢疼痛，眼睛周围发烫，鼻孔出气烫，舌质红，舌苔红，舌有红点，口干欲饮，大便干燥，小便短黄，脉浮而数。

辨证：太阳阳明证。

处方：麻黄汤去桂枝加荆芥、防风，再合麻杏石甘汤加黄芩、大黄、金银花、连翘。生麻黄 2 克，杏仁 6 克，荆芥 8 克，防风 10 克，甘草 3 克，石膏 20 克，大黄（后下）5 克，黄芩 6 克，连翘 10 克，金银花（后下）10 克。

10 月 10 日二诊：服药后大便稀溏，体温正常。由于保养不好再次发热，一会儿冷，一会儿热，汗出，气喘，舌质红，舌苔薄黄，脉浮数。

辨证：太阳少阳阳明证。

处方：麻杏石甘汤合小柴胡汤加鱼腥草 20 克，连翘 10 克。

3 剂善后治疗，随访痊愈。

六、连翘

（一）性味

味苦，性平。

（二）定性

阳明经药物。

（三）历代本草论述

1.《神农本草经》：主治寒热，鼠瘘，瘰疬，痈肿恶疮，瘿瘤，结热。

2.《名医别录》：去白虫。

3.《药性论》：主通利五淋，小便不通，除心家客热。

4.《日华子本草》：通小肠，排脓。治疮疖，止痛，通月经。

（四）古方运用

1.治太阴风温、温热、温疫、冬温，初起但热不恶寒而渴者：连翘一两，银花一两，苦桔梗六钱，薄荷六钱，竹叶四钱，生甘草五钱，芥穗四钱，淡豆豉五钱，牛蒡子六钱。上杵为散，每服六钱，鲜苇根汤煎，香气大出，即取服，勿过煮。病重者，约二时一服，日三服，夜一服；轻者三时一服，日三服，夜一服；病不解者，作再服。（《温病条辨》银翘散）

2. 治瘰疬结核不消：连翘、鬼箭羽、瞿麦、甘草（炙）各等分。上为细末，每服二钱，临卧米泔水调下。（《杨氏家藏方》连翘散）

注解：连翘为疮家圣药。

3. 连翘金贝煎：清热解毒，消肿排脓。治疗阳分痈毒，在脏腑、肺膈、胸乳之间者。药用金银花、贝母（土者更佳）、蒲公英、夏枯草各 9 克，红藤 21~24 克，连翘 15~30 克。用好酒 500 毫升，煎至 250 毫升服。服后动卧片时。阳毒内热，或在头顶之间者，用水煎服。（《景岳全书》卷五十一）

4. 治小儿一切热：连翘、防风、甘草（炙）、山栀子各等分。上捣罗为末，每服二钱，水一盏盏，煎七分，去滓温服。（《类证活人书》连翘饮）

注解：本方是非常好的退热方子，连翘清热退热化积滞，栀子清三焦热毒，防风火郁发之，炙甘草保护脾胃。

5. 菖蒲郁金汤：清营透热。主伏邪风温，辛凉发汗后，表邪虽解，暂时热退身凉，而胸腹之热不除，继则灼热自汗，烦躁不寐，神识时昏时清，夜多谵语，脉数舌绛，四肢厥而脉陷，症情较轻者。石菖蒲三钱，炒栀子三钱，鲜竹叶三钱，牡丹皮三钱，郁金二钱，连翘二钱，灯心二钱，木通一钱半，淡竹沥（冲）五钱，紫金片（冲）五分。（《温病全书》）

（五）现代运用

药对配伍

（1）连翘配金银花：疏散风热郁闭。

（2）连翘配柴胡、黄芩：退热，治疗少阳发热。

（3）连翘配竹叶心、莲子心：入心包经，除热，除烦，安心神。

（4）连翘配玄参、贝母：消肿块。

（5）连翘配山楂、神曲、麦芽：治疗食积化热。

（6）连翘配菖蒲、郁金：开窍醒神。

（六）临证要点

1. 应用指征：结核、包块漫肿不消，局部红肿热痛，头昏沉，流黄稠鼻涕，舌质红，苔薄黄，脉浮数。

2. 用量：常规用量 10～30 克，大剂量 60 克。

3. 禁忌：虚寒者不能用。

（七）药材质量

干燥果实呈长卵形，长 1.5～2 厘米，直径 0.6～1 厘米，表面有不规则纵皱纹及多数凸起的小斑点，两面各有一条明显的纵沟，顶端锐尖，基部有小果柄或已脱落。青翘多不开裂，表面绿褐色，凸起的灰白色小斑点较少，种子多数细长，黄绿色，一侧有翅；老翘自顶端开裂或裂成两瓣，表面黄棕色或红棕色，内表面多为浅黄棕色，平滑，具一纵隔，质脆，种子棕色，多已脱落；闻之气微香，口尝味苦。

（八）相近药物鉴别

金银花和连翘均可解除卫分郁热，清热解毒，治疗疮疡；金银花可以治疗痹证、脉管炎，连翘有开窍醒神的功效。

（九）小方拾遗

1. 漏芦汤：漏芦、连翘、黄芩、麻黄、白蔹、甘草各二两，枳实、大黄各三两。上九味咬咀，以水九升，煮取三升，分三服，相去如人行五里久，更服。热盛者可加芒硝二两。治时行热毒变作赤色痈疽丹疹、热毒赤肿及眼赤痛生障翳方。（《千金要方》）

注解：本方治疗表不解同时里热严重的痤疮，效果非常好。

2. 连翘丸：连翘一两，桑白皮一两，白头翁一两，牡丹皮一两，防风一两，黄柏一两，桂心一两，香豉一两，独活一两，秦艽一两，海藻半两。上为末，炼蜜为丸，如小豆大。治小儿颈项结核瘰疬。

（十）临床感悟

连翘是治疗结核、疮疡的好药（10～30克）。其退热效果也非常好，黄煌老师的退热搭配：柴胡、黄芩、连翘、甘草，对于明显的外感症状已过，迁延期的发热，扁桃体红肿化脓，属于实证热证，见效非常快，此一方定要大剂量用药，柴胡（20～50克），连翘（20～50克）。

（十一）医案

1. 张志伟医案：荆芥连翘汤治疗荨麻疹

武某，女，4岁，山西朔州朔城区人。2018年3月6日初诊。

病史：患者2年前行胆囊切除术，1年前患荨麻疹，每逢春季加重。现症见身痒，起大小不等的风团样斑疹，色白，搔抓时出现，过后不留痕迹，遇风加重，汗出，口唇干燥脱皮，口中异味，大便干，大便黏，数日一行，舌苔黄厚，脉浮数。

分析：患者身痒，起大小不等的风团样斑疹，色白，搔抓时出现，过后不留痕迹，遇风加重，汗出，脉浮，辨为太阳证；口唇干燥脱皮，口中异味，大便干，大便黏，数日一行，舌苔黄厚，脉数，辨为阳明证。故诊断为太阳阳明证。

处方：麻黄连翘赤小豆汤。麻黄 10 克，连翘 15 克，赤小豆 30 克，桑白皮 15 克，杏仁 10 克，生姜 15 克，大枣 20 克，荆芥 10 克，防风 10 克，蝉衣 10 克。3 剂，水煎服。

3 月 9 日二诊：身痒，口唇干燥，大便干，舌苔中部黄厚，脉浮数。辨为太阳阳明证。

处方：麻黄连翘赤小豆汤合升降散。麻黄 10 克，连翘 15 克，赤小豆 30 克，桑白皮 15 克，杏仁 10 克，生姜 15 克，大枣 20 克，荆芥 10 克，防风 10 克，蝉衣 10 克，僵蚕 10 克，大黄 6 克，片姜黄 10 克。3 剂，水煎服。

3 月 11 日三诊：瘙痒减轻，口唇红润，大便好转，日一行，白天几乎不痒，夜间身热瘙痒为甚；舌苔稍黄厚，脉细数。思之，夜间身热瘙痒为甚，脉细，诊为太阴血虚证；舌苔黄厚，脉数阳明证，诊为阳明太阴证。

处方：荆芥连翘汤合过敏煎加味。荆芥 6 克，连翘 15 克，金银花 10 克，薄荷 6 克，生地黄 15 克，白芍 10 克，当归 10 克，川芎 10 克，银柴胡 10 克，防风 10 克，乌梅 10 克，五味子 10 克，丹参 15 克，甘草 6 克。3 剂，水煎服。

3 月 17 日四诊：药后未再瘙痒，大便正常，口唇红润，舌质红，舌苔薄白，脉细数，上方继服 3 剂。

一个月后因大便干来就诊，询之，荨麻疹未再复发。

2. 荆芥连翘汤加味治疗玫瑰痤疮

杜某，女，27 岁，四川广元旺苍人。2020 年 2 月 5 日微信初诊。

病史：以鼻头为中心两边的面颊红斑，干痒，脱屑，微肿 1 年多，加重 1 个月。患者 1 年前出现面颊发红，干痒，脱屑，医院诊断为痤疮，服药后缓解，后经常复发。现症见体质中等，面白皙，面颊两边红斑，干痒，脱屑。规律性发作，好一周，又复发一周。现在不怕冷，不发热，汗出正常。舌体瘦小，舌苔红，有红点，口不干不苦，喜饮热水，饮食正常，小便微黄，大便两天一次，便秘，月经正常，没有脉诊。

辨证：阳明火郁证伴有风邪。

处方：荆芥连翘汤加味。荆芥 10 克，连翘 15 克，防风 10 克，当归 12 克，生地黄 30 克，生白芍 15 克，北柴胡 12 克，枳壳 10 克，甘草 10 克，黄芩 12 克，栀子 10 克，白芷 10 克，牡丹皮 15 克。4 剂。

2 月 15 日微信二诊：发红减轻，面红发热，发烫，其他同一诊，一诊处方去荆芥、防风，加石膏、白蔹、漏芦。

处方：白蔹 20 克，漏芦 15 克，连翘 12 克，当归 10 克，生地黄 30 克，石膏 20 克，生白芍 15 克，北柴胡 10 克，枳壳 10 克，甘草 10 克，黄芩 10 克，栀子 10 克，牡丹皮 10 克。6 剂。

2 月 25 日三诊：症状进一步减轻，效果非常好。上方去石膏，续服 6 剂。后多次调理而痊愈。

七、桑叶

（一）性味

味苦、甘，性寒。

（二）定性

阳明经药物。

（三）历代本草论述

1.《神农本草经》：除寒热，出汗。

2.《唐本草》：水煎取浓汁，除脚气、水肿，利大小肠。

3. 孟诜：炙煎饮之，止渴，一如茶法。

4.《本草拾遗》：主霍乱、腹痛、吐下，冬月用干者浓煮服之。细锉，大釜中煎取如赤糖，去老风及宿血。

（四）古方运用

1. 治太阴风温，但咳，身不甚热，微渴者：杏仁（苦杏仁）二钱，连翘一钱五分，薄荷八分，桑叶二钱五分，菊花一钱，苦梗（桔梗）二钱，甘草（生）八分，苇根（芦根）二钱。水二杯，煮取一杯，日二服。（《温病条辨》）

2. 治风眼下泪：腊月不落桑叶，煎汤日日温洗，或入芒硝。（《濒湖集简方》）

注解：本法非常实用，效果非常好，民间流行。

3. 治肝阴不足，眼目昏花，咳久不愈，肌肤甲错，麻痹不仁：嫩桑叶（去蒂，洗净，晒干，为末）一斤，黑胡麻子（淘净）四两。将胡麻捣碎，熬浓汁，和白蜜一斤，炼至滴水成珠，入桑叶末为丸，如梧桐子大。每服三钱，空腹时盐汤、临卧时温酒送下。（《医级》桑麻丸）

注解：肝阴不足，腰膝酸软，眼睛模糊，舌红，口干，手脚发热，阴液不能润养所致，非常平和的药物，药食同源。

4. 治吐血：晚桑叶，微焙，不计多少，捣罗为细散。每服三钱匕，冷腊茶调如膏，入麝香少许，夜卧含化咽津。只一服止，后用补肺药。（《圣济总录》独圣散）

5. 治小儿渴：桑叶不拘多少，用生蜜逐叶上敷过，将线系叶蒂上绷，阴干，细切，用水煎汁服之。（《胜金方》）

6. 治大肠脱肛：黄皮桑树叶三升，水煎过，带温罨纳之。（《仁斋直指方》）

7. 穿掌毒肿：新桑叶研烂盦之。（《通玄论》）

8. 治火烧及汤泡疮：经霜桑叶，焙干，烧存性，为细末，香油调敷或

干敷。(《医学正传》)

9.治遍身汗出不止：新桑叶，乘露采摘，控干研为末。每服二钱，空心米汤调服。(《种杏仙方》)

注解：治疗汗出，单味霜桑叶用米汤水服用，效果非常好，有这样的医案可以证明。

10.治手足麻木，不知痛痒：霜降后桑叶煎汤频洗。(《肘后救急方》)

（五）现代运用

1.药对配伍

（1）桑叶配菊花、薄荷等：疏散风热。

（2）桑叶配沙参、麦冬：宣肺止咳。

（3）桑叶配玄参、生地黄、牡丹皮：燥咳咯血。

（4）桑叶配芝麻：滋阴润燥，治头昏眼花。

2.名医用药心得

（1）金亚明经验：大剂量桑叶治疗特发水肿。

（2）陈士铎经验：薏术桑防汤治疗风湿入骨的鹤膝风，药用生薏苡仁、防风、桑叶、木蝴蝶、陈皮、赤茯苓、通草、忍冬藤、甘草。

（3）谢海洲经验：用冬桑叶治疗夜晚汗出。桑叶60克焙干研细末，每晚睡时服用5～10克。

（4）龚士澄经验：用桑麻丸治疗肺阴虚久咳，或肝阴不足引起的眼花脱发。桑叶500克，晒干研为细末，黑芝麻120克，捣碎，熬浓汁，和入蜂蜜500克，再熬，至滴汁成珠时，掺桑叶末为丸，每服9克。

（六）临证要点

1.应用指征：风热，咳嗽，肝阴不足引起的眩晕、眼花、干咳、皮肤瘙痒等。

2. 用量：常规用量 10～30 克，大剂量 60 克。

3. 禁忌：寒湿不能用。

（七）小方拾遗

1. 绿灵散：用桑叶洗净，熟蒸一宿，晒干为末。水调二钱服，日四五服，无时。治肺毒疮，如大风疾。（《普济本事方》）

2. 扶桑至宝丹：嫩桑叶数十斤，须择家园中嫩而存树者，采集后，用长流水洗，摘去其蒂，晒干，巨胜子（黑芝麻），炼蜜为丸，如梧桐子大。每服 100 丸，一日两次，白开水送下。本方养血祛风，润肠通便。治肝经虚热引起的头晕目花，迎风流泪，皮肤粗糙，须发早白，大便干结者。（《寿世保元》卷四引胡僧方）

注解：本方也就是桑麻丸，适应于肝肾阴虚者。

（八）临床感悟

桑叶除了疏散风热、止咳，其补虚的功效亦佳，还能止汗。

（九）医案

胡希恕医案：桑菊饮加生石膏治感冒

案 1：吴某，女，26 岁。1963 年 7 月 26 日初诊。

症状：肝病肝区痛已无任何感应。昨日感冒，流清涕，微恶寒，头晕痛，口干，脉浮。

处方：嫩前胡三钱，菊花三钱，连翘三钱，桑叶三钱，杏仁三钱，薄荷一钱，炙甘草二钱，生石膏二钱。2 剂。

案 2：刘某，女，28 岁。1963 年 7 月 27 日初诊。

症状：患慢性肝炎。近日外感，多清涕，打喷嚏，头晕痛，脉稍数，舌赤，黄白苔。

处方：嫩前胡三钱，桑叶三钱，菊花二钱，连翘三钱，薄荷一钱半，生石膏一两半，杏仁二钱，炙甘草二钱。2剂。

7月29日复诊：外感已解，但肝区痛，胃亦痛，偏头痛，心烦躁。

处方：柴胡四钱，白芍五钱，枳实三钱，旋覆花三钱，红花三钱，吴茱萸三钱，丹参一两半，当归三钱，茵陈八钱，郁金三钱，香附三钱，泽泻二钱，炙甘草二钱，川芎二钱，茯苓三钱。3剂。

按：肝病感冒，胡老每以桑菊饮去芦根加前胡治之。

八、菊花

（一）性味

味甘、苦，性微寒。

（二）归经

太阳经药物。

（三）历代本草论述

1.《神农本草经》：主诸风头眩、肿痛，目欲脱，泪出，皮肤死肌，恶风湿痹，利血气。

2.《名医别录》：疗腰痛去来陶陶，除胸中烦热，安肠胃，利五脉，调四肢。

3.《药性论》：能治热头风旋倒地，脑骨疼痛，身上诸风令消散。

（四）古方运用

1.侯氏黑散：治大风，四肢烦重，心中恶寒不足者。菊花四十分，白术十分，细辛三分，茯苓三分，牡蛎三分，桔梗八分，防风十分，人参三分，矾石三分，黄芩三分（一本做五分），当归三分，干姜三分，芎劳（川芎）三分，桂枝三分。上十四味，杵为散，酒服方寸匕，日一服。初服二十日，温酒调服，禁一切鱼肉大蒜，常宜冷食，六十日止服，为药积在腹中不下也，熟食即下，冷食自能助药力。（《金匮要略·中风历节病脉证并治》）

2.治太阴风温，但咳，身不甚热，微渴者：杏仁（苦杏仁）二钱，连翘一钱五分，薄荷八分，桑叶二钱五分，菊花一钱，苦桔梗二钱，甘草八分，苇根（芦根）二钱。水二杯，煮取一杯，日三服。（《温病条辨》桑菊饮）

3.治病后生翳：白菊花、蝉蜕等分。为散。每用二三钱，入蜜少许，水煎服。（《肘后救急方》）

4.治膝风：陈艾（艾叶）、菊花。作护膝，久用。（《扶寿精方》）

注解：本方是非常好的外用方子。

5.治偏正头痛：甘菊花、石膏、川芎各三钱。为末，每服三钱，茶清调下。（《卫生易简方》）

或是菊花散，治风热上攻，头痛不止。石膏、菊花、防风、旋覆花、枳壳、蔓荆子、甘草、羌活各一钱半。上水二盅，煎至七分，食远热服，加生姜五片。（《仁术便览》）

6.治腰痛：菊花二升，芫花二升，羊踯躅二升。上三味，以醋拌令湿润，分为两剂，内布囊中蒸之，如炊一斗米许顷，适寒温，隔衣熨之，冷即易熨，痛处定即瘥。（《外台秘要》）

注解：本方是治疗腰痛的非常好的外用方子。

7. 治阴疮痒：菊花、榴根皮，上煎汤熏洗。(《普济方》)

注解：本方是非常好的外用方子，可以使用。

8. 菊花酒：菊花一斤，杜仲一斤，附子四两，黄芪四两，干姜四两，桂心四两，当归四两，石斛四两，紫石英五两，肉苁蓉五两，萆薢八两，独活八两，钟乳八两，茯苓三两，防风四两。上㕮咀，以酒七斗渍五日。去风冷，补不足。主男女风虚寒冷，腰背痛，食少羸瘦无色，嘘吸少气。(《千金要方》卷八)

注解：本方是菊花治疗腰痛的证明。

9. 菊花粥：散风热，清肝火，降血压。菊花（去蒂，晒干，磨粉）。煮粥，和入上药。可供早晚餐温热服食，尤以夏季食用为好。平素脾虚便溏的老人忌服。(《老老恒言》卷五)

注解：本方适用于肝火旺者，眼睛红，生黄眼屎，头昏，大便干燥，脸红，舌质红，舌苔腻，喜欢喝水，脉洪数。大便稀溏，胃脘冷，容易腹泻者不宜用。

10. 菊花通圣散：治暴发火眼，两睑溃烂，或生风粟。药用防风、连翘、麻黄、薄荷、川芎、当归、芍药、大黄、芒硝各15克，石膏、桔梗、黄芩各30克，白术、栀子、荆芥穗各7.5克，滑石90克，甘草60克，菊花45克。上为粗末。每服9克，加生姜3片，水煎，食后服。(《医宗金鉴》卷四十三)

注解：本方是防风通圣散加味，治疗太阳寒邪郁闭夹杂阳明火热内聚病证。

11. 芙蓉菊花膏：治痈疽肿毒。药用赤小豆、芙蓉叶、香附、白及、菊花叶各120克。上药研细，每用药末30克，加麝香0.3克。米醋调涂，或鸡子清调亦可。(《疡医大全》卷八)

注解：本方治疗的疮疡是红肿热痛，属于阳热疾病，虚寒者不适应。

方中白及太贵，可以用白蔹代替，香附换成大黄或是黄柏。

（五）现代运用

1. 药对配伍

（1）菊花配桑叶：疏散风热，止咳。

（2）菊花配枸杞：滋补肝肾，明目。

（3）菊花配甘草：治疗阳热性疮疡。

（4）菊花配蝉衣：退翳。

（5）菊花配钩藤、天麻：治疗肝阳上亢头昏，头痛。

（6）菊花配黑芝麻：明目通便。

2. 名医用药心得

（1）高辉远经验：黄菊花疏散风热为主；白菊花平肝潜阳为主，野菊花清热解毒以治疗热性疔疮为主。

（2）杨保臣经验：用菊花 120 克，煎水两大碗，约 1000 毫升，内服外洗治疗胬肉攀睛，3 天后红肿、胬肉消失。

（六）临证要点

1. 应用指征：风热郁闭，咳嗽，肝阳上亢引起的头昏、目花等，脉细数，舌质红少苔。

2. 用量：常规用量 10～30 克，大剂量 120 克。

3. 禁忌：素体脾胃虚寒者不能用。

（七）药材质量

花朵大小整齐，没有碎花，没有杂质，没有粉尘，没有小虫子为佳。

（八）小方拾遗

1. 菊花酒：菊花八两，五加皮八两，甘草四两，生地黄（切）一斤，秦艽（去苗）四两，枸杞根八两，白术八两。上药捣令碎，以水三硕，煮至一硕，以槽床压取汁，用糯米一硕炊熟，细曲一斤捣碎，拌和令匀，入于瓮中，密封21日。取饮任性，不得过醉。补虚损不足，主八风十二痹。（《圣惠》卷九十五）

注解：本方治虚劳不足，头昏，腿脚无力。

2. 菊花酒：甘菊花。上药煎汁，同曲米酿酒，或加生地黄、当归、枸杞子诸药亦佳。明耳目，去痿痹，消百病，主头风。（《本草纲目》卷二十五）

（九）相近药物鉴别

桑叶和菊花都可以疏风解表，清热明目。桑叶可以止咳，止汗；菊花可以治疗大风，腰痛。

（十）临床感悟

菊花除了疏散风热，止咳，治疗中风、眩晕的效果也很好，候氏黑散就是证明。

（十一）医案

1. 王占玺医案：顽痹

张某，女性，51岁，工人。1981年8月22日初诊。

病史：肢体关节疼痛20多年，周身肌肉窜痛，且伴以麻木，肢体沉重而烦，夜间上述症状加重，一年四季均发，但以夏季雨天连续时更加严重。曾多方服用中西药，如保泰松、镇痛片、针灸等治疗，效果不明显。

近日因病情加重，来诊就医。目前除上述症状外，偶有口干，但不欲饮水，二便正常，观其舌根苔厚而腻，六脉俱滑。余无其他阳性体征。查红细胞沉降率，抗链球菌溶血素 "O" 均正常。笔者思及良久，如此顽痹以往多种方法治疗无效，一般方剂亦难取效，试按 "大风" 拟侯氏黑散去矾石改汤剂治之。

处方：菊花 10 克，白术 10 克，细辛 3 克，茯苓 10 克，生牡蛎 10 克，桔梗 10 克，防风 10 克，党参 10 克，当归 10 克，干姜 10 克，川芎 10 克，桂枝 10 克。4 剂。

1981 年 9 月 3 日二诊：上方服用 4 剂后，周身关节疼痛等症状大为减轻。服用 8 剂后疼麻等症状基本消失，口亦不干，二便正常，精神转佳。患者自欲停药，然思及如此顽证，仍宜继服 4 剂以善其后。（《张仲景药法研究》）

2. 周志龙医案：郁证（神经官能症）

穆某，30 岁。1991 年 3 月 15 日入院。

病史：患者入院半年前，因精神刺激而致全身关节、肌肉呈游走性酸胀、麻木、重着、疼痛，肢体僵硬，畏寒，皮肤干燥无汗，肌肉跳动。自觉有一股冷气在体内走窜，阴雨天症状加重，需经常跳动摇摆方感舒适。伴有心烦少寐，口时苦时干但不欲饮，纳差，时嗳冷气，时呕吐少量白黏痰，舌淡红有瘀斑，苔白腻而干，脉弦滑。曾多方求医，诊断不明，中西医药物治疗、针灸理疗皆不见效。入院后，体检未发现阳性体征，红细胞沉降率、抗链球菌溶血素 "O"、类风湿因子检查无异常，遂诊为神经官能症。迭经当归四逆汤、宣痹汤、蠲痹汤、温胆汤等加减治疗四十天，疗效不显，苦无良策之时，突忆起《金匮》侯氏黑散，遂处原方如下。

处方：菊花 40 克，白术、防风各 10 克，桔梗 8 克，黄芩 5 克，细辛、茯苓、生牡蛎粉、红参（另炖兑入）、明矾、当归、干姜、川芎、桂枝各 3 克。日 1 剂，水煎两次服。

1 剂后，上半身絷絷汗出，全身遂觉轻松舒适，肢冷显减，呕出许多白黏痰，吐后神清气爽，嗳出诸多冷气，矢气频作而觉畅快。如此怪症，竟然 7 剂而安，痊愈出院。[周志龙 . 侯氏黑散治愈腔隙性脑梗塞 [J]。四川中医，1992（4）：23-24]

九、紫石英

（一）性味

味甘，性温。

（二）定性

太阴、少阴经药物。

（三）历代本草论述

1.《神农本草经》：味甘，温。主心腹咳逆（咳逆一作呕逆）邪气。补不足，女子风寒在子宫，绝孕十年无子。

2.《名医别录》：辛，无毒。疗上气，心腹痛，寒热邪气，结气，补心气不足，定惊悸，安魂魄，镇下焦，止消渴，除胃中久寒，散痈肿。

3.《药性论》：女子服之有子，主养肺气。治惊痫，蚀脓，虚而惊悸不安者，加而用之。

4.《本草再新》：安心定神，养血去湿。

（四）古方运用

1. 风引汤：除热瘫痫。药用紫石英、寒水石、石膏、滑石、白石脂、赤石脂各六两，大黄、干姜、龙骨各四两，桂枝三两，甘草、牡蛎各二

两。上十二味，粗筛，以韦囊盛之。取三指撮，井花水三升，煮三沸，温服一升。(《金匮要略》风引汤)

2. 补心气不足，定惊悸、安魂魄：紫石英为重坠之体，且辛温之性对心阳虚适用，如《千金》茯苓补心汤。茯苓四两，桂心二两，大枣二十个，紫石英一两，甘草二两，人参一两，赤小豆十四枚，麦冬三两。上㕮咀，以水七升，煮取两升半，分三服。

注解：本方就是《伤寒论》苓桂枣甘汤加味而成，功效为补心气、安神、镇惊恐。

3. 治肺寒咳逆上气：紫石英火煅醋淬七次，研细末，水飞过。每早用五分，花椒十粒，泡汤下。(《青囊秘方》)

4. 心腹痛，风寒在子宫，温营血而润养(最主要作用)：紫石英天冬丸。

紫石英天冬丸：紫石英、天冬、禹余粮各三两，芜荑、乌头、苁蓉、桂心、甘草、五味子、柏子仁、石斛、人参、泽兰、远志、杜仲各二两，川椒、卷柏、寄生、石南、云母、当归、乌贼骨各一两。上二十二味为末，蜜丸如梧子，酒服二十丸，日二服，加至四十丸。治风冷在子宫、有子常堕落，或始为妇便患心痛，仍成心疾，月水都未曾来，服之肥充，令人有子方。

5. 散痈肿，治痈肿毒等：紫石英醋淬，捣为末，生姜、米醋煎敷之，摩亦得。(《日华子本草》)

6. 紫石英饮：主治妇人产后中风，口㖞舌强，牵掣反张；及风寒湿痹，身体强痛。紫石英(碎)一两，白石英(碎)一两，赤石英(碎)一两，桂(去粗皮)一两，石膏(碎)一两，葛根一两，芎藭(川芎)一两，赤石脂(碎)一两，黄芩(去黑心)一两，甘草(炙)一两，独活(去芦头)三两。每服五钱匕，水一盏半，加生姜三片，煎至一盏，去滓温服，不拘时候。(《圣济总录》)

7. 温冲汤：生山药八钱，当归身四钱，乌附子二钱，肉桂(去粗皮后入）二钱，补骨脂（炒捣）三钱，小茴香（炒）二钱，核桃仁二钱，紫石英（研）八钱，真鹿角胶（另炖，同服，若恐其伪可代以鹿角霜三钱）二钱。治妇人血海虚寒不育。（《医学衷中参西录》）

（五）现代运用

1. 药对配伍

（1）紫石英配黄芪、甘松、石菖蒲：治疗心悸。

（2）紫石英配龙骨、牡蛎、石膏：治疗热癫痫。

（3）紫石英配小茴香、吴茱萸：治疗宫寒。

（4）紫石英配当归：治疗奇经虚寒。

（5）紫石英配鹿角霜：宫寒不妊。

（6）紫石英配龙齿、磁石：安神镇静。

2. 名医用药心得

（1）李安国经验：用紫石英汤治疗继发性不孕。

（2）陈玉峰经验：紫石英治疗不孕症。紫石英重坠，为手少阴、足厥阴血分药，久服能令人有子，是治疗妇女不孕症要药。肾主藏精，为先天之本。肾虚，精血不足，冲任脉虚，胞脉失养而致不孕者为多见，临证多用紫石英配伍菟丝子、女贞子、覆盆子、首乌治疗。如属血虚者加当归、熟地黄、白芍、黄芪、党参；肾虚者加杜仲、紫河车；血寒者加炮姜、小茴香、附子；血瘀者加桃仁、红花、丹参；肝郁者加香附、木香、枳壳；痰湿者加苍术、神风、半夏、茯苓、陈皮。[郭成林.陈玉峰教授用药经验举隅[J].吉林中医药，1987（1）：4-5]

（六）临证要点

1. 应用指征：心悸、气短、乏力、宫寒等虚寒症状。

2. 用量：常规用量 10～20 克，大剂量 50 克。

3. 禁忌：阴虚火旺不能用，或是配合寒凉药物。

（七）临床感悟

紫石英辛温，温下焦，暖胞宫，是妇科要药，治疗虚寒性带下、不孕不育等效果非常好。治疗癫痫一般与石膏、赤石脂、龙骨、牡蛎合用，寒温同用。治疗失眠一般同龙骨、牡蛎、珍珠母合用。

（八）医案

马云衢医案

金某，男性，成年人。卒病僵直，仰卧，昏不知人，面呈土色，闭目，口张，下颌紧，推之不能合，呼吸喘促，两手指微弯。据谓病者于工作时间与人抵忤，被对方推倒所致。曾施针刺，既苏复昏。继注强心剂，数度无效，失去知觉，已逾 6 小时矣。余诊其脉，浮而数，跌阳脉，萦如丝，断其为"气厥"。按病虽重，经时虽久，仍有可为。盖生机未至全绝也。乃由老师先用针治，余即处方，并着先煲水以候煎药。针后稍苏，但不久复瞑。余着即服六味丸少许，即予拟方药连续灌进，精神复苏，遂约明日再诊。

处方：紫石英 18 克，寒水石 12 克，龙骨 12 克，石膏 18 克，桂枝 9 克，牡蛎 24 克，大黄 6 克，白石英 21 克，干姜 6 克，赤石脂 12 克，滑石 18 克。

越晨按时往诊，病者可蹒跚行，见其色稍润，其神已清。自云服药后能宁睡，小便黄赤，未有大便，今早已啜粥，但觉头晕，胸中不舒。聆其声，低沉，舌色微红，脉来徐而不疾，一切有向愈之机。

再处方：茯苓 30 克，白术 24 克，龙骨 30 克，桂枝 18 克，牡蛎 30 克，春砂花 12 克，炙甘草 18 克。煎服。

越日而精神复康，不复再诊，并已能照常工作矣。[马云衢，马英萃.经方治验录 [J]. 广东医学（祖国医学版），1965（6）：40]

十、赤石脂

（一）性味

味甘、酸、涩，性温。

（二）定性

太阴、少阴经药物。

（三）历代本草论述

1.《神农本草经》：味甘，平。主黄疸，泄痢，肠澼脓血，阴蚀下血赤白，邪气痈肿，疽痔恶疮，头疡疥瘙。

2.《名医别录》：味甘酸辛，大温，无毒。主养心气，明目，益精，疗腹痛泄澼，下痢赤白，小便利，及痈疽疮痔，女子崩中、漏下、产难、胞衣不出。

3.《本草纲目》：赤石脂补心血，生肌肉，厚肠胃，除水湿，收脱肛。

4.《本草汇言》：赤石脂渗停水，去湿气，敛疮口，固滑脱，止泄痢肠澼，禁崩中淋带。

（四）古方运用

1. 泄澼、下痢赤白（主要作用）。赤石脂大温，收涩水湿，适用于太阴虚寒之腹泻，如赤石脂禹余粮丸、桃花汤。

2. 主养心气，温中止心痛：乌头赤石脂丸。

3. 治妇人久赤白带下：赤石脂一两，白芍一两，干姜（炮裂，锉）一两。上药捣细罗为散。每于食前，以粥饮调下二钱。（《太平圣惠方》）

4. 治外伤出血：赤石脂八分，五倍子六分，松香六分。共研细末，撒于伤口，加压包扎。（《中草药新医疗法资料选编》）

5. 治痰饮盛，吐水无时节，其源为冷饮过度，遂令痼冷，脾胃气羸，不能消于食饮，食饮入胃，皆变成冷水，反吐不停者。赤石脂三斤，捣筛为散，服方寸匕，日三，酒、饮并可下之。稍稍渐加之三匕，服尽三斤。（《千金翼方》赤石脂散）

6. 治小便不禁：牡蛎（白者）三两，赤石脂（捣碎）三两。上同研匀，酒煮面和丸如梧桐子大。每服十五丸，空心，盐汤送下。（《普济方》牡蛎丸）

7. 治血痔下血至多：赤石脂、白矾（烧令汁尽）、龙骨各一两半，杏仁（汤浸，去皮、尖、双仁，炒，研）一百枚。上四味，捣罗为末，炼蜜丸如梧桐子大。空心枣汤下二十丸，日再，以差为度。（《圣济总录》赤石脂丸）

8. 治痢后，躽气下，推出肛门不入：赤石脂（拣去土）、伏龙肝（灶心土）各等分。上为细末。每用半钱敷肠头上，频用。（《小儿药证直诀》赤石脂散）

9. 治烫火伤：赤石脂、寒水石、大黄等分，为末，以新汲水调涂。大去赤烂热痛。（《卫生易简方》）

（五）现代运用

1. 药对配伍

（1）赤石脂配禹余粮：下利。

（2）赤石脂配干姜：下利，腹痛。

（3）赤石脂配乌头：散寒止痛。

（4）赤石脂配肉桂：相畏相成，化瘀止溃疡。

2.历代名医经验

（1）韦文贵经验：用赤石脂治疗角膜病。韦氏认为，赤石脂可化恶血通络脉，是具有活血化瘀作用的收敛药，既可以收敛生肌，又可以活血通络，所以用于眼科的角膜溃疡的治疗，颇有良效。

（2）吴怀棠经验：用赤石脂治疗胃病。吴氏用赤石脂代替乌贼骨治疗胃病，其止血、止痛、制酸的效果非常显著。

（六）临证要点

1.应用指征：虚证、寒证，大小便失禁，带下清稀过多。

2.用量：10～50克。

3.用法：一半煎煮；一半打成极细粉末冲服。

4.使用禁忌：热证、实证不适用。

（七）小方拾遗

赤石脂散：伏龙肝（灶心土）、赤石脂各等分。上各细研为末。每用半钱，敷肠头上，每日三上。治小儿因痢后体气下，推出肛门不入。（《太平惠民和剂局方》）

（八）相近药物鉴别

紫石英和赤石脂都可以温下焦，但是紫石英长于暖宫治疗无法孕育，温心阳治心悸、咳喘；赤石脂长于温燥收湿，治久痢，止下血。

（九）临床感悟

赤石脂甘温，收敛，温中。临床中治疗月经过多、带下过多、妇科出血、大便失禁、小便过多、痰液过多，同时还可以止血治疗脓血便，充分体现收涩的特性。临床运用时一半煎煮，一半研细冲服，效果才最佳。

（十）医案

伍某，24 岁。2006 年 5 月 25 日初诊。

上次月经按期于 4 月 26 日来潮，至今 30 天未净，今天经量反而增多，经色鲜红，已服用宫血宁、阿莫西林胶囊无效，倦怠乏力，腰部酸痛，小腹胀坠，小便正常，大便频溏。平素月经周期基本规则，经量中等，5～6 天净。生育史：G0P0，避孕。舌淡红，苔薄白，脉细。

治法：温经止血。

处方：桃花汤合柏叶汤加减。赤石脂 15 克，炮姜 5 克，侧柏 10 克，艾炭 6 克，阿胶（烊化冲服）10 克，荆芥炭 10 克，仙鹤草 20 克，4 剂。

二诊：2006 年 5 月 29 日，服药一剂，阴道出血即净。

一周后随访，未出现阴道出血。（马大正《妇科证治经方心裁》）

十一、干地黄

（一）性味

味甘，性寒。

（二）定性

阳明经药物。

（三）历代本草论述

1.《神农本草经》：味甘寒。主折跌绝筋，伤中，逐血痹，填骨髓，长肌肉，作汤，除寒热积聚，除痹。

2.《名医别录》：味苦、无毒。主治男子五劳七伤，女子伤中、胞漏、下血，破恶血、溺血，利大小肠，去胃中宿食，补五脏，内伤不足，通血脉，益气力，利耳目。

3.《本草新编》：生地，味苦甘，气寒，沉也，阴也。入手少阴及手太阴。凉头面之火，清肺肝之热，亦君药也。其功专于凉血止血，又善疗金疮，安胎气，通经，止漏崩，俱有神功。但性寒，脾胃冷者不宜多用。

4.《日华子本草》：干地黄，助心胆气，安魂定魄，治惊悸劳劣，心肺损，吐血鼻衄，妇人崩中血运，助筋骨，长志。日干者平，火干者温。

（四）古方运用

1. 胞漏、下血、溺血、鼻血（主要作用）：干地黄与甘寒的药物养阴生津，滋阴润燥，凉血化瘀止血，如犀角地黄汤，或是《千金要方》小便血方。

《千金》小便血方：生地黄八两，柏叶一把，黄芩、阿胶各二两。

注解：本方治疗阳明火郁引起的小便出血，生地黄养阴生津化瘀凉血，黄芩清热止血，柏叶清热止血，阿胶养血止血，本方与猪苓汤合用效果更好。

2.《千金》生地黄汤为主衄方：生地黄八两，黄芩一两，阿胶二两，柏叶一把，甘草二两。

注解：本方与《千金》小便血方一样，都是阳明里热实证出血，出血量大，颜色鲜红，口干渴，舌红，苔黄，脉数者适用。

3. 生地黄与辛温的药物（干姜、艾叶、当归、川芎等）配伍治疗虚寒性出血或是寒热错杂性出血，阳明太阴证都有的失血用黄土汤、芎归胶艾汤。

4. 治虚劳吐血不止：生干地黄一两，黄芩一两，白芍一两，阿胶（捣碎，炒令黄燥）二两，当归一两，伏龙肝（灶心土）二两。上药捣细罗为散，每服不计时候，以糯米粥饮调下二钱。（《太平圣惠方》地黄散）

注解：此方与黄土汤相似，生地黄、黄芩、白芍、阿胶都是阳明经药物，针对阳明火热出血，当归、灶心土都是辛温的药物针对太阴虚寒证。

5. 通血脉生津，复脉益气力：炙甘草汤用生地量最重，在于生津生血脉来补充血脉，恢复津液。

6. 去烦躁、生津凉血清内热，同时化瘀有好效果（瘀热引起的）：防己地黄汤、百合地黄汤。

7. 利大肠：甘寒清热养阴清热，通利大便，治疗大便因津亏而干燥，四物汤加味治疗便秘。

8. 逐血痹、除痹：血充足则痹散，活血通痹，用《千金》独活寄生汤。

《千金》独活寄生汤：独活三两，桑寄生（《古今录验》用续断）、杜仲、牛膝、细辛、秦艽、茯苓、桂心、防风、川芎、干地黄、人参、甘草、当归、芍药各二两。

注解：本方比普通的独活寄生汤多了四物汤，对于血虚津亏的痹证特别适合，地黄养血生津，补足正气，痹自然被驱走，血亏虚寒用熟地黄；精亏血热用干地黄。名医姜春华喜欢用生地黄配川乌治疗痹证的药对，且重用生地黄。

9. 安魂定魄，治疗惊悸，治失眠：《千金》半夏千里流水汤。

《千金》半夏千里流水汤：半夏三两，生姜三两，生地黄五两，酸枣仁五合，黄芩一两，远志二两，茯苓二两，秫米一升。泻热，主胆腑实热，精神不守，腹中气满，饮食不下，咽干头重，洒洒恶寒，两胁胀痛。

注解：本方是半夏秫米汤加茯苓安神治疗惊恐，远志交通心肾，然后有阳明内热，重用生地黄清热化瘀除烦，加黄芩协助清热，酸枣仁养心安眠，生姜化水饮同时可以去除生地黄滋腻，自然可以很好地治疗惊恐、心悸动、失眠，尤其是瘀热痰结引起的惊恐失眠。

10. 主折跌绝筋，主治跌打损伤，清热除瘀血。有的人素体虚热，此类瘀血，只能清热凉血化瘀，不能辛温化瘀（血受热则煎熬沉块，血不能太热，也不能过寒）。跌打损伤早期急性期有点热，中后期寒瘀比较多，但是也有素体阴虚火旺之人则不然，如《千金要方》中有大黄、生地黄同用去瘀血的方子。

11. 生地黄通经脉，补虚弱，强脚膝，润肌肤：生地黄一斤取汁，牛膝（制末）二两。上件药搅匀，银石器中熬，可丸即丸，如梧桐子大。每服三十丸，食前酒下。（《普济方》）

注解：生地黄对于血虚津亏、肌肤粗糙、肠胃好的人（肠胃不好则容易腹泻）滋养滋补好，与当归成药对。

12. 治诸疮不合，生肌：生干地黄三合，白及、白蔹、甘草（生锉）各半两，白芷三分，猪脂（炼）半斤。上六味除脂外，捣罗为末，入脂内熬成膏，候冷，日三、四上涂之。（《圣济总录》地黄膏）

注解：本方白蔹、白及收敛生肌，白芷托疮生肌，甘草解毒生肌，生地黄养血养液生肌。

13. 腰痛方：生地黄，上一味捣绞取汁三升，煎得二升，内蜜一升，和煎之三五沸，日服一升，亦可一日尽三升，以瘥止，甚效。（《外台秘要》）

14. 疗乳痈肿方：从验醋研地黄涂上，干即易，不过三五遍，服，以酒研之。（《外台秘要》）

15. 生地黄鸡：生地黄半斤、饴糖五两、乌鸡一枚。治腰背疼痛，骨髓虚损，不能久立，身重气乏，盗汗，少食，时复吐利。上三味，先将鸡去毛、肠肚净，细切，地黄与糖相和匀，内鸡腹中，以铜器中放之，复置甑中蒸炊，饭熟成，取食之。不用盐醋，唯食肉尽却饮汁。（《饮膳正要》）

注解：素体津亏血弱、火旺虚劳之人的药食同源方子。

16.养血生津祛风止痒，治风先治血，血行风灭：消风散。

消风散：当归、生地黄、防风、蝉蜕、知母、苦参、胡麻、荆芥、苍术、牛蒡子、石膏各 3 克，甘草、木通各 1.5 克。养血祛风，清热燥湿。治风湿侵淫血脉，致生疮疥，瘙痒不绝，及大人小儿风热瘾疹，偏身云片斑点，乍有乍无者。(《外科正宗》卷四)

注解：若有里热，用白虎汤治疗分泌物多、湿热性皮肤病，白虎苍术汤治疗里热、湿温、瘙痒。

（五）现代运用

1. 药对配伍

（1）生地黄配熟地黄：补肾、滋阴、养血、清热。

（2）生地黄配川乌：治疗痹证疼痛，同时清热，补津液。

（3）生地黄配百合：清热，除烦，生津。

（4）生地黄配防己：清热除烦。

（5）生地黄配砂仁：滋阴生津，健脾胃。

（6）生地黄配黄芩、苦参：清热，除烦，杀虫止痒。

（7）生地黄配赤芍、牡丹皮：凉血清热化瘀。

（8）生地黄配栝楼根、玉竹：生津滋养胃阴，治疗虚热。

（9）生地黄配芍药：滋阴清热，生津，通利小便。

2. 名医用药心得

（1）李可经验：用生地黄 120 克，一味药物治疗热痹。

（2）姜春华经验：治疗痹证喜欢用生黄地配川乌，生地黄用到 60～90 克。

（3）梁庆森经验：猪蹄生地汤治疗便秘，猪蹄一个，生地黄 50～60 克。

（4）朱仁康经验：治疗血热血燥津亏喜欢用生地黄，并且在30克以上。

（5）仝小林经验：犀角地黄汤重用生地黄（60克）治疗阳明热毒性过敏性药疹。

（六）临证要点

1. 古之干地黄就是今天的生地黄；古之生地黄就是今天的鲜地黄。

2. 应用指征：血色鲜艳的出血，皮肤干燥，口干渴，舌红苔黄，脉细数。

3. 用量：常规用量10～30克，大剂量150克。

4. 禁忌：脾虚泄泻、胃虚食少、胸膈多痰者慎服。

（七）小方拾遗

1. 生地黄粥：治虚劳，瘦弱，骨蒸，寒热往来，咳嗽唾血。生地黄汁二合。上件，煮白粥，临熟时入地黄汁，搅匀，空腹食之。（《饮膳正要》）

2. 生地黄粥：生地黄汁一合，酸枣仁水绞取汁二盏。虚弱、骨蒸、四肢无力，渐渐赢瘦、心烦不得睡卧。水煮，同熬数沸，次下米三合，煮粥，空腹食之。（《食疗方》）

3. 百合地黄汤：治疗阳明里虚热引起的百合病。

（八）临床感悟

生地黄止血，与黄芩、水牛角、丹皮合用凉血止血，与干姜、当归、艾叶、阿胶合用温中止血。生地黄生津复脉（补血液），与麦冬阿胶搭配治疗心悸，用量15～60克，有的人大剂量服用会腹泻，宜与砂仁或清酒搭配，或小剂量使用生地黄也有疗效。生地黄治疗狂躁以及失眠，也需要大剂量（30～60克），后世治疗皮肤发痒用量在10～60克；治疗热痹用大剂量的生地黄（30～90 克）搭配少许川乌（3～6 克）。

（九）医案

1. 温清饮合方治疗牛皮癣

康某，女，20 岁，内蒙古人。2017 年 5 月 1 日初诊。

患者因颈部、手肘、下肢长满牛皮癣被广义经方班的老师带来年会现场治疗。患者患牛皮癣多年，四处治疗效果不好。现症见矮个子、胖壮，面黄黑，颈项、手肘、下肢，到处都是皮损，皮肤干裂发红；不易汗出，夏天出汗都很少，烦躁，舌质红，舌苔黄燥，想喝水，大便干燥，脉浮数有力。

辨证：太阳阳明证。

处方：防风通圣丸加减。麻黄 8 克，石膏 30 克，大黄（后下）10 克甘草 10 克，白蒺 15 克，漏芦 15 克，连翘 20 克，杏仁 15 克。6 剂，1 剂浸泡 40 分钟，大火煮开小火煮 40 分钟，每天 1 剂。

5 月 7 日二诊：仍不汗出，一身疼痛，烦躁，舌质红，舌苔黄燥，皮损干裂，发痒，大便已经通，脉浮数有力。表邪未发透，内热未清，调整处方如下。

处方：葛根汤合温清饮。葛根 45 克，桂枝 20 克，麻黄 6 克，甘草 10 克，生地黄 30 克，当归 15 克，白芍 25 克，川芎 10 克，黄连 8 克，黄柏 15 克，栀子 15 克，黄芩 20 克。6 剂。煎煮方法同一诊。

5 月 15 日三诊：有轻微出汗，皮肤发痒减轻，二诊处方重复 6 剂。

5 月 25 日四诊：汗出过多，皮肤发痒干裂，心烦，睡眠差，舌红，舌苔红，脉沉数而躁动。表邪已经发透，主要矛盾转向阳明里虚、热盛津亏证。

处方：温清饮合黄连阿胶汤、栀子豉汤。生地黄 30 克，当归 12 克，川芎 12 克，白芍 20 克，黄连 6 克，黄芩 15 克，阿胶 10 克，栀子 10 克，淡豆豉 10 克。6 剂。

6 月 6 日五诊：皮损减少，发痒减轻，失眠烦躁消失，去掉四诊方中的栀子、淡豆豉，长期服用。

后记：后来以本方长期服用半年，经期停服，手上的皮损缩到手肘关节出一小团，脚上的皮损缩到脚踝处一小块。患者不想继续服用，自动停药，停药一年没有增加，2019 年 10 月 20 日又开始来根治治疗。

2.《千金》生地黄汤合《千金》苇茎汤治疗咳嗽咯血

李某，女，34 岁，四川绵阳松垭镇人。2020 年 7 月 15 日初诊。

病史：患者因咳嗽咳痰，伴有咯血前来就诊。患者咳嗽、咳痰有几个月了，每天咳几次，不严重，没有在意，昨晚突然咳嗽有血，故第二天很早就来医馆候诊。现症见中等个子，中等体型，面白红，口唇红。咳嗽，咳痰，咳黄痰，痰稠，难以咳出来，怕热，不怕冷，口干，口不苦，喝水一般，舌质嫩红，少苔，吃饭正常，大便干燥不好解，2～3 天一行，小便黄，脉细数。

辨证：阳明里热伤阴津亏证。

处方：《千金》生地黄汤合《千金》苇茎汤。生地黄 30 克，黄芩 15 克，大黄（后下）10 克，生甘草 10 克，生侧柏叶 15 克，芦根 60 克，薏苡仁 20 克，桃仁 10 克，生冬瓜仁 50 克，海浮石 15 克，鱼腥草 50 克。3 剂。1 剂浸泡 40 分钟，大火煮开，小火煮 40 分钟，分 3 次喝完。

7 月 19 日二诊：咯血消失，咳嗽咳痰，痰难出来，其他同一诊。

辨证：阳明里热津亏证。

处方：《千金》苇茎汤合排脓散、排脓汤。生白芍 20 克，生甘草 10 克，枳壳 10 克，桔梗 20 克，芦根 50 克，薏苡仁 30 克，桃仁 15 克，金荞麦根 30 克，海浮石 15 克，前胡根 20 克。4 剂。煎煮方法通一诊。

随访痊愈，也未再去医院检查。她来看病的时候非常担心焦虑，笔者安慰她，说服药效果不好就去检查。

十二、熟地黄

（一）性味

味甘，性微温。

（二）定性

太阴经药物。

（三）历代本草论述

1.《本草从新》：滋肾水，封填骨髓，利血脉，补益真阴，聪耳明目，黑发乌须。又能补脾阴，止久泻。治劳伤风痹，阴亏发热，干咳痰嗽，气短喘促，胃中空虚觉馁，痘证心虚无脓，病后胫股酸痛，产后脐腹急疼，感证阴亏，无汗便秘，诸种动血，一切肝肾阴亏，虚损百病，为壮水之主药。

2.《景岳全书》：凡诸真阴亏损者，有为发热，为头疼，为焦渴，为喉痹，为嗽痰，为喘气。或脾肾寒逆为呕吐，或虚火载血于口鼻，或水泛于皮肤，或阴虚而泄痢，或阳浮而狂躁，或阴脱而仆地。阴虚而神散者，非熟地之守不足以聚之；阴虚而火升者，非熟地之重不足以降之；阴虚而躁动者，非熟地之静不足以镇之；阴虚而刚急者，非熟地之甘不足以缓之。阴虚而水邪泛滥者，舍熟地何以自制？阴虚而真气散失者，舍熟地何以归源？阴虚而精血俱损，脂膏残薄者，舍熟地何以浓肠胃？

3.《珍珠囊》：大补血虚不足，通血脉，益气力。

4.《本草纲目》：填骨髓，长肌肉，生精血。补五脏内伤不足，通血脉，利耳目，黑须发，男子五劳七伤，女子伤中胞漏，经候不调，胎产百病。

（四）古方运用

1. 益肾水真阴，封填骨髓：大补阴丸。

2. 补血滋阴：四物汤、八珍汤。

3. 化痰止咳（生肾水）：治肺肾虚寒水泛为痰，或年迈阴虚血气不足，外受风寒，咳嗽，呕恶，多痰，喘急等证。当归二钱，熟地黄三五钱，陈皮一钱半，半夏二钱，茯苓二钱，炙甘草一钱。水二盅，生姜三五七片，煎七八分。食远温服。（《景岳全书》金水六君煎）

注解：本方治疗肺肾精亏血虚之燥咳，咳白色泡沫痰亦治。

4. 止泻，张景岳最善用熟地黄，称张熟地，如关胃煎。

《景岳全书》胃关煎：熟地黄10～15克或30克，山药（炒）6克，白扁豆（炒）6克，炙甘草3～6克，焦干姜3～9克，吴茱萸（制）1.5～2.1克，白术（炒）3～9克。治脾胃虚寒，泄泻，甚则久泻腹痛不止，冷痢。用水400毫升，煎取280毫升，空腹时温服。

5. 治气短似喘，呼吸促急，提不能升，咽不能降，气道噎塞，势极垂危者：熟地黄七八钱，甚者一二两，炙甘草二三钱，当归二三钱。水二盅，煎八分，温服。（《景岳全书》贞元饮）

6. 治小便数而多：龙骨一两，桑螵蛸一两，熟干地黄一两，栝楼根一两，黄连（去须）一两。上药，捣细罗为散，每于食前，以粥饮调下二钱。（《太平圣惠方》）

7. 治诸虚不足，腹胁疼痛，失血少气，不欲饮食，嗢嗢发热，及妇人经病，月事不调：熟干地黄（切、焙），当归（去苗、切、焙）各等分。为细末后，炼蜜和丸梧桐子大，每服二三十粒，食前白汤下。（《鸡峰普济方》万病丸）

8. 治鹤膝风、贴骨疽及一切阴疽：熟地黄一两，肉桂（去皮研粉）一钱，麻黄五分，鹿角胶三钱，白芥子二钱，姜炭五分，生甘草一钱，煎服。如治乳癖、乳岩，加土贝五钱。（《外科全生集》）

注解：本方治疗阴性疮疡，治疗咳喘。熟地黄温补精血（与鹿角胶），精血足病容易祛除，肉桂温阳治虚寒。

9. 治骨蒸劳热体倦（治疗真阴虚弱发热）：熟地黄、当归、地骨皮、枳壳（麸炒）、柴胡、秦艽、知母、鳖甲（炙）等分。研末，水一盏，乌梅半个，煎七分，和梅热服。（《幼幼新书》）

10. 治喑痱，肾虚弱厥逆，语声不出，足废不用：地黄饮子。

地黄饮子：熟干地黄、巴戟天（去心）、山茱萸、石斛、肉苁蓉（酒浸、焙）、附子（炮）、五味子、官桂、白茯苓、麦冬（去心）、菖蒲、远志（去心）等分。上为末，每服三钱，水一盏半，生姜五片，枣一枚，薄荷同煎至八分，不计时候。（《宣明论方》）

11. 止血或是祛风止痒：温清饮。

温清饮：当归、白芍、熟地黄、川芎、黄连、黄芩、黄柏、栀子各 4.5克。《（万病回春）卷六》

注解：本方治疗月经过多或是治疗干燥性皮肤瘙痒、皲裂，口腔溃疡，牛皮癣等。

（五）现代运用

1. 药对配伍

（1）熟地黄配当归：当归味辛，入肺生金水，润肺止咳，熟地黄补肾生水，有金水同补之妙。

（2）熟地黄配麻黄：化痰散结，治疗阴性痰饮、包块、痹证等。

（3）熟地黄配生地黄：滋补精血同时清热。

（4）熟地黄配龟板、黄柏：大补真阴亏虚诸病。

（5）熟地黄配巴戟天、五味子：引火归元。

（6）熟地黄配当归、芍药：滋补阴血，养血生津。

（7）熟地黄配阿胶、艾叶：温中摄血。

（8）熟地黄配人参、茯苓、白术：气血双补。

（9）熟地黄配砂仁：滋补阴血，同时健脾胃。

2. 名医用药心得

（1）郝林莲经验：用知柏地黄丸治疗阴痒。

（2）陈继明经验：治疗肝硬化腹水发展到肾气大伤，真阴枯竭，用大剂量熟地黄（120克）补下启中。

（3）李可经验：用引火汤治疗各种火不归元的病证。

（4）仝小林经验：用六味地黄丸（熟地黄120克）加减治疗不宁腿综合征。

（六）临证要点

（1）应用指征：精血、肾精、血气亏，咳喘者。

（2）用量：常规用量10～30克，大剂量150克。大剂量可以化痰止咳，即使是白色痰亦可，不要怕滋腻。

（3）禁忌：脾胃虚弱，湿滞痰多，脘腹胀满，大便稀溏者。

（七）相近药物鉴别

1. 生地黄甘寒、凉血化瘀、止血，去血分之热（用于皮肤病）；熟地黄甘温滋阴、补血力量足。

2. 生地黄治痹除内热，适合血热痹证；熟地黄无此功效。

3. 大剂量熟地黄化痰（肾为生痰之根），如金水六君煎（太阴）、阳和汤（太阳太阴）；生地黄无此功效。

4. 生地黄甘、微寒，清热除烦，去燥，如防己地黄汤；熟地黄无此功效。

5. 熟地黄止泻，如张景岳关胃煎（也称胃关煎）。

（八）小方拾遗

引火汤：熟地黄三两，巴戟天一两，茯苓五钱，麦冬一两，北五味二钱，水煎服。（陈士铎《辨证录》）

注解：本方是治疗虚阳上越，上热（假热）下寒（真寒）的最佳方剂之一。李可老中医运用本方最多，而笔者喜欢用潜阳丹，潜阳丹也有类似功效。

（九）临床感悟

熟地黄，甘，温。补肾化痰，尤其与辛温的当归等药物搭配，组成著名方剂金水六君煎，治疗肺肾虚寒引起的燥痰，在没有外感的情况下，哪怕舌苔白滑，有齿痕，也可大胆使用，疗效奇佳。

（十）医案

李可医案：复发性口腔溃疡

陈某，68 岁，离休干部。

病史：患者经某医院专家会诊，确诊为"复发性口腔溃疡"，病程 30 年，久治不效。其症初起舌尖部发出针尖大之红疹，灼痛。1 周内蔓延至两腮、下唇内侧、舌两侧，后由红变白，渐成玉米大之凹洞性溃疡，20 日后又渐变红色，1 月左右渐愈。劳累过甚，或饮酒过多，或食辛辣食物，其病即作，尤以突然气恼，暴怒，几分钟内便满口一齐发病。轻则一月一发，重则一月数发。最重时溃疡扩展至咽喉部，则只能喝点凉奶或流质食物，痛如火灼，寝食俱废，苦不堪言。

四处求医，除西医对症疗法外，曾服中药导赤散、凉膈散、连理汤、调胃承气汤、丹栀逍遥散，皆无效。刻诊脉洪大，面赤如醉，双膝独冷，夜多小便。证属年高肾阴下亏，阴不抱阳，龙雷之火上燔。予引火汤大滋真阴，油桂小量引火归元。

处方：九制熟地黄 90 克，盐巴戟肉 30 克，天冬、麦冬各 30 克，茯苓 15 克，五味子 6 克，油桂（米丸先吞）2 克。3 剂。

药服 1 剂，症退十之七八，3 剂服完痊愈。追访半年虽偶尔饮酒或情志变动，亦未发作。此法治愈本病 120 余例，多数一诊痊愈，无复发。

十三、猪苓

（一）性味

味甘、淡，性平。

（二）定性

太阴经药物。

（三）历代本草论述

1.《神农本草经》：主痎疟，利水道。

2.《名医别录》：味甘、平（淡），主痎疟，解毒蛊不详，利水道。

3.《本草正义》：行水之功多，久服必损肾气。

（四）古方运用

1.利水（最主要的作用）：猪苓一般多与茯苓、泽泻同用，如五苓散、猪苓散、猪苓汤。

2. 治妊娠从脚上至腹肿，小便不利，微渴引饮：猪苓五两，末，以熟水服方寸匕，日三服。（《子母秘录》）

3. 治肠胃寒湿，濡泻无度，嗜卧不食：猪苓（去黑皮）半两（现认为25克），肉豆蔻（去壳，炮）两枚，黄柏（去粗皮，炙）一分。上三味，捣罗为末，米饮和丸，如绿豆大，每服十丸，食前熟水下。（《圣济总录》猪苓丸）

4. 治子淋：猪苓25克。捣筛，以白汤三合，和方寸匕为一服，渐至二匕，日三夜二，尽。不瘥，宜转下之，服甘遂散。（《小品方》）

5. 治疟疾不分新久：猪苓50克，茯苓25克，柴胡20克，半夏15克，甘草5克，生姜三片，大枣两枚。水三碗，煎一碗。未发前服，渣再煎，发后服。（《方脉家宝》）

6. 桂苓甘露饮：茯苓（去皮）、泽泻各一两，滑石四两，白术（炒）、猪苓（去皮）、桂心（炒）各五钱，石膏、寒水石各二两。夏月引饮过多，小便不利，湿热为患者，此方主之。（《医方考》桂苓甘露饮）

注解：本方就是五苓散汤证基础上加石膏、滑石、寒水石（阳明经药物），也就是太阴寒湿基础上合阳明内热证。

（五）现代运用

1. 药对配伍

（1）猪苓配茯苓：利水湿。

（2）猪苓配阿胶：生津利水湿。

2. 名医用药心得

（1）王沛经验：猪苓、茯苓、薏苡仁各30克，大枣10枚，冰糖适量，食疗对于肿瘤有很好治疗作用。

（2）仝小林经验：重用猪苓（五苓散）60克治疗难治性水肿。

（六）临证要点

1. 应用指征：水饮停聚。

2. 用量：10～30克。

3. 禁忌：无水湿津亏问题者不能用；有湿证但是肾脏比较虚弱者亦不能服用猪苓。

（七）小方拾遗

猪苓散：猪苓、茯苓、白术各等分。上三味，杵为散，饮服方寸匕，日三服。治呕吐，膈上有停饮，吐后欲饮水。每次6克，温开水调服，每日三次。（《金匮要略》）

注解：本方治疗水饮引起的呕吐。

十四、茯苓

（一）性味

味甘、淡，性平。

（二）定性

太阴经药物。

（三）历代本草论述

1.《神农本草经》：味甘、平，主胸胁逆气，忧恚惊邪恐悸，心下结痛，寒热烦满，咳逆，口焦舌干，利小便，久服安魂养神。

2.《名医别录》：无毒、味甘、平。止消渴、好睡，大腹，淋沥，膈中痰水，水肿淋结，开胸腹。

3.《日华子本草》：补五劳七伤，安胎，暖腰膝，开心益智，止健忘，忌醋及酸物。

（四）古方运用

1. 大腹淋沥，水肿淋结，甘淡利湿消肿，如五苓散、真武汤、实脾饮。

2. 止消渴，水湿阻碍气机上升，阻碍津液布散到口中，则渴，化水湿，津液上承，则口不渴，如五苓散，茯苓甘草汤。

3. 消胸中痰涎，利湿化饮：苓甘五味姜辛夏杏汤、苓桂术甘汤。

4. 治疗心悸、冲逆（主要的作用），平上冲之气或上冲水饮，镇冲安惊悸平眩，如苓桂术甘汤、桂苓甘枣汤或是茯苓补心汤。

《千金》茯苓补心汤：茯苓四两，桂心二两，大枣二十个，紫石英一两，甘草二两，人参一两，赤小豆十四枚，麦冬三两。上㕮咀，以水七升，煮取二升半，分三服。（《千金要方》）

注解：本方是《伤寒论》苓桂枣甘汤加味而成。

5. 心下结痛，开痰结，利胸膈：茯苓杏仁甘草汤。

6. 治大便泻下（利小便而实大便），如五苓散。

7. 治疗失眠：宁心安神治失眠，如酸枣仁汤、《肘后备急方》半夏茯苓汤。

8. 消痰湿开胃口：《外台》茯苓饮。

9. 暖腰膝，利水湿、水饮：治疗水湿（寒饮）聚集于腰部引起腰冷重坠，肾着汤或是《千金要方》肾着散。

10. 开心益智，止健忘：远志、人参各四分，茯苓二两，菖蒲一两，上四味治下筛，饮服方寸匙，日三服。（《千金要方》开心散）

注解：很多开心益智、治疗健忘的方子都有这几味药物，这是《千金要方》中的用药特色，不同于经方，但是效果很好。希望多临床检验本方，尤其是现在中国人口老龄化，健忘、痴呆人很多，多用本方间断服用，可以化痰涎开心窍。

11. 治小便多，滑数不禁：白茯苓（去黑皮）、干山药（去皮，白矾水内湛过，慢火焙干）。上二味，各等分，为细末。稀米饮调服之。（《儒门事亲》）

12. 治头风虚眩，暖腰膝，主五劳七伤：茯苓粉同曲米酿酒饮。（《本草纲目》茯苓酒）

13. 治梦中遗泄：坚白茯苓为末，每服五钱，温水调下，空心、食前临卧服，一日四五服。（《苏沈内翰良方校释》）

14. 产后下利不止：茯苓建中汤、小建中汤加茯苓。（《产科发蒙》）

注解：小建中汤加茯苓为运用小建中汤证而又腹泻者拓展了思路，虚寒甚加干姜。

15. 理中茯苓汤：白术三钱，干姜三钱，炙甘草三钱，人参三钱，茯苓三钱。上为细末，治中焦寒湿。（《东垣试效方》卷四）

注解：理中汤加茯苓，等于理中合肾着汤，加一味药物等于加入一个药方，疗效加倍。

（五）现代运用

1. 药对配伍

（1）茯苓配猪苓：利水消肿，抗肿瘤。

（2）茯苓与生姜、附子同用：温阳利水。

（3）茯苓与滑石、阿胶同用：利水滋阴。

（4）茯苓与桂枝、白术同用：平眩、平冲、治惊悸。

（5）茯苓配半夏、陈皮：治疗痰湿的基础方。

（6）茯苓配干姜、人参、白术：温中化饮止利。

（7）茯苓配芍药：生津利水。

2. 名医用药心得

（1）何任经验：猪苓配茯苓治疗肿瘤，可以延长患者生命。

（2）岳美中经验：用一味茯苓 500 克打粉冲服，治疗痰湿水饮脱发。

（3）范桂滨经验：用单味茯苓 5 克治疗失眠。

（4）章次公经验：用茯神治疗心悸、冲逆。

（5）张达旭经验：用红鲤鱼（250 克左右）去鳞甲，去内脏，茯苓 60 克，不放佐料煎汤喝汤吃鱼，治疗水肿。

（六）临证要点

1. 应用指征：冲气上逆，心悸，惊恐，失眠，咳嗽，头昏等病证，舌质淡，舌苔白，水滑，脉弦滑等。

2. 用量：常规用量 10～50 克，大剂量 300 克。

3. 禁忌：津亏者不能用，表现为舌质红，舌苔干红，津液亏虚，口干。

（七）药材质量

体重坚实，外皮棕褐色，皮纹细，无裂隙，断面白色细腻，黏牙力强为佳。

（八）相近药物鉴别

茯苓、猪苓均能利水。茯苓除了利水，还可以化痰、平眩、安神，平惊悸，开胃进食；猪苓的运用范围比较狭小。

茯苓长于治疗心下惊悸、安神，镇静；白术长于治疗头眩，肌肤湿痹及润肠通便。

（九）小方拾遗

1.芡实茯苓粥：芡实 15 克、茯苓 10 克、大米适量。将芡实、茯苓捣碎，加水适量，煎至软烂时再加入淘净的大米，继续煮烂成粥。补脾益气。适用于小便不利、尿液混浊、阳痿、早泄。一日分顿食用，连吃数日。（《摘元方》）

2.茯苓粥：白茯苓（去黑皮，取末）半两，粳米二合。上药，以米淘净煮粥，米熟即下茯苓末。健脾益胃，利水消肿。主产后无所苦，欲睡而不得睡。老年性浮肿，肥胖症，脾虚泄泻，小便不利，水肿。（《圣济总录》）

3.茯苓葵子散：葵子一斤，茯苓三两。上为散。每服方寸匕，饮调下，一日三次，小便利则愈。妊娠有水气，身重，小便不利，洒淅恶寒，起则头眩。（《金匮要略》）

（十）临床感悟

茯苓治疗惊悸，多与桂枝搭配，一般称为桂苓剂；化水饮，多与白术、猪苓合用；治疗失眠，多与酸枣仁、知母联用；化痰，多与陈皮、半夏、桂枝搭配；宁心益智，多与人参、远志、石菖蒲搭配。

（十一）医案

五苓散治疗高血压伴头刺痛

谢某，女，30 岁，四川绵阳涪城区人。2019 年 3 月 5 日初诊。

血压升高伴剧烈头痛一周，微信求助于笔者。患者是一名药店老板，年前因为事务多而烦恼，年后突然血压升高，伴有剧烈头痛，血压 90/150 毫米汞柱。头昏，头痛欲裂，右侧更甚，每日下午面色潮红，无汗，偶尔怕冷，伴耳鸣，大便不成形，一日数次，小便正常，口味佳，喜食麻辣，心前区偶有痛，口唇干裂，不喜饮水，舌质白，舌苔白腻，中间有裂纹，无法获得脉象。

分析：剧烈头痛，头痛欲裂，大家非常容易想到吴茱萸汤，本案患者是不是用吴茱萸汤，先看看再说。每日下午面色潮红，是水饮冲气上逆所致，并不是时方的阴虚火旺；耳鸣是中焦水饮上冲所致，这两个证据都指向苓桂剂平冲；再看后面的证据更加支持使用苓桂剂，口唇干裂，是中焦水湿阻碍气机，蒸腾气化水津不上承；还有舌质淡，舌苔白腻；大便正常，这些都指向五苓散汤证。至于高血压的问题，不治病名，而治病证、病机，故选择了苓桂剂中的五苓散，放弃了吴茱萸汤。当时笔者在车上，微信回复患者开出处方如下。

处方：猪苓 12 克，泽泻 20 克，白术 12 克，茯苓 12 克，桂枝 8 克，3 剂，每天 1 剂。

3 月 9 日，患者反馈血压正常，头部疼痛减轻，原方 3 剂。

1 周后随访痊愈。

十五、麦冬

（一）性味

味甘、微苦，性微寒。

（二）定性

阳明经药物。

（三）历代本草论述

1.《神农本草经》：主心腹结气，伤中伤饱，胃络脉绝，羸瘦短气。

2.《名医别录》：疗身重目黄，心下支满，虚劳客热，口干烦渴，止呕吐，愈痿蹶，强阴益精，消谷调中，保神，定肺气，安五脏，令人肥健。

3.《药性论》：治热毒，止烦渴，主大水面目肢节浮肿，下水。治肺痿吐脓，主泄精。

（四）古方运用

1. 口干，燥渴，清阳明内热，生津止渴（主要的作用）：竹叶石膏汤。

2. 清热滋补强壮药物：温经汤、薯蓣丸、竹叶石膏汤。

3. 止呕吐，清阳明内热，治内热引起的呕吐：橘皮竹茹汤。

橘皮竹茹汤：赤茯苓（去皮）、橘皮（去白）、枇杷叶（拭去毛）、麦冬（去心）、青竹茹、半夏（汤洗7次）各30克，人参、甘草（炙）各15克。上药㕮咀。每服12克，用水220毫升，加生姜5片，煎至160毫升，去滓温服，不拘时候。降逆止呕，和胃清热。治胃热多渴，呕哕不食。（《重订严氏济生方》）

4. 愈痿蹶（治痿独取阳明），治疗痿证：清燥救肺汤。

5. 胃络脉绝，惊悸怔忡，生津补液复脉：炙甘草汤。

6. 消谷润中，善治中焦脾胃之火，清阳明内热，善饥饿，治燥伤胃阴。玉竹三钱，麦冬三钱，沙参二钱，生甘草一钱。水五杯，煮取二杯，分二次服。（《温病条辨》玉竹麦门冬汤）

7. 烦躁，精神失守：清宫汤。

清宫汤：玄参心9克，莲子心2克，竹叶卷心6克，连翘心6克，犀角（水牛角代）30克，连心麦冬（9克）。清心除烦，清心火。

8. 肺热肺燥，咳声连发，肺痿叶焦，短气虚喘：麦门冬汤。

9. 主大水，面目肢节浮肿，下水，麦门冬清上焦，清水之源头，从而治疗浮肿，如《妇人大全良方》茯苓导水汤，药用茯苓、槟榔、猪苓、缩砂、木香、陈皮、泽泻、白术、木瓜、大腹皮、桑白皮、苏梗、麦冬各等分，加生姜，水煎服。

10.治患热消渴：黄连（去毛）一升，麦冬（去心）五两。上二味，捣筛，以生地黄汁、栝楼根汁、牛乳各三合和顿，为丸如梧子，一服二十五丸，饮下，日再服，渐渐加至三十丸。（《外台秘要》）

11.麦门冬散：麦冬、钟乳石、通草、理石。上四味，各等分，治下筛，先食，酒服方寸匕，日三。治缺乳。（《千金要方》）

12.治衄血不止：麦冬、生地黄。每服一两，水煎。（《济生方》麦门冬饮）

13.治热伤元气，肢体倦怠，气短懒言，口干作渴，汗出不止，脚软眼黑，津枯液：人参五钱，麦冬（去心）三钱，五味子（碎）二钱。水煎，不拘时温服。（《千金要方》生脉散）

注解：本方治疗里虚热兼有气津两亏引起的诸病症。

14.麦冬煎：麦冬绞汁，合蜜重汤煮，搅不停手，如饴。温酒每日化下。补中益气，悦颜安神，令人肥健。（《本草易读》）

注解：本方针对体瘦弱，经常上火，舌体瘦小，舌质红，舌苔干红，五心烦热者。

（五）现代运用

1.药对配伍

（1）麦冬配天冬：生津止渴。

（2）麦冬配玄参、生地黄：生津增加水津。

（3）麦冬配半夏：治疗气火上逆引起的咳喘，咽喉痒。

（4）麦冬配人参、五味子：治疗气津两亏的阳明里虚热证，表现为心悸，疲倦，乏力。

2.名医用药心得

（1）孟秀英经验：重用麦冬 90 克，配玄参、天冬、金银花、桔梗、甘草，每日 1 剂，水煎分服，治疗乳痈。

（2）林佩琴经验：治哮喘，用麦冬、桔梗、甘草，随症加减，其中麦冬用量至 90 克。

（3）王付经验：用麦门冬汤合百合地黄汤治疗支气管炎，麦冬用到 170 克，效果显著。

（六）临证要点

1. 应用指征：身体羸弱口干，燥热，心烦，失眠，舌红少苔，脉细数。

2. 用量：常规用量 10～30 克，大剂量 30～200 克。

3. 禁忌：太阴虚寒不能用，舌苔白，舌水滑，有齿痕者。

（七）小方拾遗

黄芪汤：黄芪二两，芍药二两，生姜二两，桂心二两，当归二两，甘草二两，麦冬一两，干地黄一两，黄芩一两，大枣三十枚。上咬咀。以水一斗，煮取三升，分三服，每日三次。消中，虚劳少气，小便数。（《千金要方》卷二十一）

注解：本方是桂枝汤去生姜，加黄芪、当归、麦冬、干地黄、黄芩。

（八）临床感悟

麦冬治咳嗽、咳喘，尤其是气火上逆阵发性咳嗽，咳得满脸通红，舌质红，舌苔红，口干，脉细数，治疗用麦门冬汤，其中麦冬一定要大剂量，用 30～90 克效果才显著。还用于治疗虚热性、羸瘦性体质的人，皮肤干燥，短气等症。

（九）医案

麦门冬汤合《千金》苇茎汤治疗难治性咳嗽

李某，女，33 岁，四川绵阳松垭镇人。3 月 6 日初诊。

主诉：顽固咳嗽 1 个月，加重 1 周。

病史：患者 1 个月前感冒后出现咳嗽，时断时续，最近 1 周出现剧烈咳嗽，听人介绍前来治疗。中等个子，面白，体型中等。阵发性咳嗽，干咳为主，偶尔能咳出点白泡沫，遇见刺激性气体咳的更加严重，咳的满脸通红。无发热恶寒，无寒热往来，汗出正常。舌质暗红，舌苔红，脉细数，口不苦，口干欲饮，饮能解渴，大便正常，小便色黄。

辨证：阳明痰热证。

处方：麦门冬汤合芍药甘草汤。姜半夏 10 克，麦冬 70 克，南沙参 20 克，甘草 10 克，生白芍 20 克，旋覆花 15 克，前胡根 15 克。3 剂，1 剂浸泡 30 分钟，煎煮 40 分钟，分 3 次服完。

3 月 10 日二诊：咳嗽缓解，但总感气管有痰，痰黏难以咳出，咳出后自觉舒服。四诊资料同一诊，舌质暗红，脉细滑，有痰热瘀互结，在一诊基础上合《千金》苇茎汤，具体如下。

处方：姜半夏 6 克，麦冬 40 克，南沙参 20 克，芦根 50 克，生薏苡仁 20 克，桃仁 15 克，生冬瓜仁 50 克，矮地茶 30 克，海浮石 20 克。4 剂。煎煮方法同一诊。

3 月 15 日三诊：基本治愈，患者主动要求再服 4 剂善后。

十六、天冬

（一）性味

味甘、苦，性寒。

（二）定性

阳明经药物。

（三）历代本草论述

1.《神农本草经》：味苦，平。主治诸暴风湿偏痹，强骨髓，杀三虫，去伏尸。

2.《名医别录》：味甘，大寒，无毒。保定肺气，去寒热，养肌肤，益气力，利小便，冷而能补。

3.《医学衷中参西录》：味甘微辛，性凉，津液浓厚滑润。其色黄兼白，能入肺以清燥热，故善利痰宁嗽；入胃以消实热，故善生津止渴。津浓液滑之性，能通利二便、流通血脉、畅达经络，虽为滋阴之品，实兼能补益气分。

（四）古方运用

1.伤寒六七日，大下后，寸脉沉而迟，手足厥逆，下部脉不至，喉咽不利，唾脓血，泄痢不止者，为难治，麻黄升麻汤主之。（《伤寒论》）

2.治肺胃燥热，痰涩咳嗽：天冬（去心）、麦冬（去心）等分。上两味熬膏，炼白蜜收，不时含热咽之。（《张氏医通》二冬膏）

3.养肌肤，益气力，补益气分，阳明之人虚火旺盛，阴精枯竭之人可用，美容，益气力，治血虚肺燥，皮肤拆裂，及肺痿咳脓血证。天门冬新掘者不拘多少，净洗，去心、皮，细捣绞取汁，用砂锅慢火熬成膏。每用一二匙，空心温酒调服。（《医学正传》天门冬膏）

注解：对于瘦弱之人，咳嗽带血丝，口干，烦热，眠差，皮肤干燥，脉细数者适用。

4.利小便，清肃水之上源，下源无热阻碍，则小便自利。治五淋痛甚

久不愈，生天门冬捣汁半盏服。（《疑难急症简方》）

5. 滋阴补肾水，相火自灭，如三才封髓丹治疗遗精。

6. 与麦冬合用，大补肾水；与肾阳药物同用，治疗虚火上浮：引火汤。

7. 生津治疗消渴，饮水不止。治妇人喘，手足烦热，骨蒸寝汗，口干引饮，面目浮肿。天冬十两，麦冬八两，生地黄（取汁为膏）三斤。上二味为末，膏子和丸如梧子大。每服五十丸，煎逍遥散送下。逍遥散中去甘草加人参。（《保命集》天门冬丸）

注解：对于阳明津液亏虚者，太阴寒湿水饮阻碍津液上承者不适用。

8. 通利二便，润粪燥闭结；津浓液滑之性，能通利二便。治老人大肠燥结不通，药用天冬八两，麦冬、当归、麻子仁、生地黄各四两。熬膏，炼蜜收。每早晚白汤调服十茶匙。（《方氏家珍》）

注解：本方对于阴虚火旺的老人适用，大便干燥，心悸，疲倦，没有气力，脉细数，舌干红，喜饮水适用。

9. 止血妄行，治吐血、咯血：天冬（水泡，去心）一两，甘草（炙）、杏仁（去皮、尖，炒熟）、贝母（去心，炒）、白茯苓（去皮）、阿胶（碎之，蛤粉炒成珠子）各半两。上为细末，炼蜜丸如弹子大。含化一丸咽津，日夜可十丸。（《普济本事方》天门冬丸）

注解：对于素体阳热旺，津液亏，咳嗽，燥咳带痰之人适合；太阴虚寒咳嗽带血应该用甘草干姜汤或是柏叶汤。

10. 治阴虚牙痛，耳鸣，耳聋等症：天冬、熟地黄，此二味不拘多少，煎汤代茶饮效。（《不费钱奇验方》）

（五）现代运用

1. 药对配伍

（1）天冬配麦冬：生津补液。

（2）天冬配熟地黄：生津生血。

2.名医用药心得

（1）孟秀英经验：重用天冬90克，配玄参、桔梗、银花、甘草，每日1剂，水煎分两次服用，治疗肺痈。

（2）《症因脉治》知柏天地煎：治疗肾水不足，阴虚火旺证，如牙痛、咳嗽、腰痛等，药物组成为知母、黄柏、天冬、生地黄，其中天冬用到六两。

（六）临证要点

1.应用指征：咳嗽，咳痰，咳血。

2.用量：10～30克。

3.禁忌：脾胃虚寒者不能用。

（七）相近药物鉴别

天冬、麦冬都可以生津润燥，止咳。麦冬止呕吐、续血脉；天冬补肾水。

（八）临床感悟

天冬生津止渴，止咳。常与麦冬搭配使用。

（九）医案

甘露饮加味治疗口疮

王某，女，50岁，四川绵阳高兴区人。2016年5月2日初诊。

主诉：严重口腔溃疡，不能进食。

现症：体瘦弱，面红，焦急不安，口腔溃疡疼痛，不能进食，溃疡处鲜红，舌质红，舌苔薄黄少津而有细小齿痕。口干喜凉饮，平素食量偏多，饥饿快，大便干燥，小便黄赤而少，烦躁，五心烦热，脉细数；无恶寒发热，无寒热往来。

分析：无恶寒发热，就没有太阳表证，无寒热往来就没有少阳证；面红，脉细数，五心烦热，阳明里虚热证；舌苔有细小牙齿痕迹，有少许阳明里湿热证；溃疡鲜红，饥饿快，大便干，小便短赤，为阳明里热证，综合辨证为阳明里热证夹杂湿。

处方：甘露饮合三黄汤。生地黄 20 克，天冬 30 克，麦冬 40 克，枳壳 10 克，茵陈 10 克，黄连 6 克，大黄 6 克，黄芩 10 克，竹叶 10 克，枇杷叶 10 克。3 剂。一剂煎煮 40 分钟，分 4 次喝完。

5 月 6 日二诊：大便通，小便不短赤，疼痛有所减轻。效不更方，再服 6 剂善后。随访痊愈。

十七、杜仲

（一）性味

味甘、微辛；性温。

（二）定性

少阴经药物。

（三）历代本草论述

1.《神农本草经》：味辛、平。主腰脊痛，补中，益精气，坚筋骨，强志，除阴下痒湿，小便余沥。

2.《名医别录》：味甘，温，无毒，主治脚中酸痛，不欲践地。

3.《药性论》：治肾冷臀腰痛，腰病人虚而身强直，风也。腰不利加而用之。

4.《本草正义》：止小水梦遗，暖子宫，安胎气。

（四）古方运用

1.主腰脊痛，补中，益精气，强筋骨平补肾：青蛾丸（杜仲、补骨脂、胡桃肉）。

2.阴下痒湿（寒湿引起），男女皆可，蛇床子也有此功能。治小便余沥，阴下湿痒：川杜仲四两，小茴香（俱盐、酒浸炒）二两，车前子一两五钱，山茱萸肉（俱炒）三两，共为末；炼蜜丸，梧桐子大。每早服五钱，白汤下。（《本草汇言》）

3.小便余沥，皆阳不足，肾气不足补肾气而摄尿：肾气丸。（《金匮要略》）

4.多汗：杜仲牡蛎散，药用杜仲、牡蛎、二物，等分，治之，向暮卧以水服五钱匕，汗止者不可复服，令人干燥。（《小品方》）

注解：本方多用于止汗。

5.治卒腰痛不可忍（主要的作用）：杜仲（去粗皮，炙微黄，锉）二两，丹参二两，川芎一两半，桂心一两，细辛三分。上药捣粗罗为散，每服四钱，以水一盏盏，煎至五分，去滓，次入酒二分，更煎三两沸，每于食前温服。（《太平圣惠方》杜仲散）

注解：此方效果非常好。

6.跌打损伤续筋骨：杜仲酒，药用杜仲（炙）八两，干地黄四两，当归二两，乌头（去皮）二两，川芎二两。上切，以酒一斗二升渍。每服二合，日二次。腕伤腰痛。（《千金翼方》卷十六）

7.肾经虚寒，胎元不固。治妇人胞胎不安：杜仲不计多少，去粗皮细

锉，瓦上焙干，捣罗为末，煮枣肉糊丸，如弹子大，每服一丸，嚼烂，糯米汤下。（《圣济总录》杜仲丸）

注解：杜仲用于安胎时不需要辨寒热，虚寒胎动不安可用，胎热不安亦可。

8. 治疗腰膝酸痛，脚中酸痛，腰背强直：祛风除湿而止痛，独活寄生丸。（《千金要方》）

注解：《千金要方》的独活寄生丸比常用的独活寄生丸多了四物汤，更适用于普通独活寄生丸证伴有气虚、精血不足者。

9. 治中风筋脉挛急，腰膝无力：杜仲（去粗皮，炙，锉）一两半，川芎一两，附子（炮裂，去皮、脐）半两。上三味，锉如麻豆，每服五钱匕。水二盏，入生姜一枣大，拍碎，煎至一盏，去滓，空心温服。如人行五里再服，汗出慎外风。（《圣济总录》杜仲饮）

10. 杜仲酒：杜仲 250 克，丹参 250 克，川芎 150 克。上三味药，切。补肾壮腰，活血化瘀，主突然腰痛。以酒六升，渍五宿，随性少少饮之。（《外台秘要》卷十七引《经心录》）

注解：从很多腰痛方子组成中可以看到，杜仲、川芎、丹参这些药物性质温和，不偏寒，不偏热，效果非常好的，平素保健筋骨效果也非常好。

11. 五加杜仲茶：五加皮 5 克、杜仲 3 克、花茶 3 克。用 250 毫升开水冲泡后饮用，冲饮至味淡。主治肝肾不足及风湿腰腿疼痛。（《卫生家宝方》）

注解：本方适用肝肾不足的高血压病、失眠、风湿疼痛。

（五）现代运用

1. 药对配伍

（1）杜仲配补骨脂、胡桃肉：治疗腰痛。

（2）杜仲配丹参、川芎：治疗腰痛。

（3）杜仲配牡蛎：汗出过多。

（4）杜仲配独活：祛风止痛。

2. 名医用药心得

（1）《千金要方》独活寄生汤：独活三两，桑寄生二两，杜仲二两，牛膝二两，细辛二两，秦艽二两，茯苓二两，桂心二两，防风二两，川芎二两，人参二两，甘草二两，当归二两，芍药二两，干地黄二两。祛风湿，止痹痛，益肝肾，补气血。主痹证日久，肝肾两亏，气血不足，腰膝疼痛，肢节屈伸不利，或麻木不仁，畏寒喜温，心悸气短，舌淡苔白，脉象细弱。

（2）庞元英经验：杜仲一两治疗脚软。

（六）临证要点

1. 应用指征：肝肾虚引起的出汗、腰痛、骨折、阴下湿痒等病证。

2. 用量：常规用量 10～30 克，大剂量 50 克。

3. 禁忌：阴虚火旺不能用。

（七）小方拾遗

1. 杜仲酒：杜仲 250 克，丹参 250 克，川芎 150 克。上三味药，切。以酒六升，渍五宿，随性少少饮之。主突然腰痛。（《外台秘要》卷十七引《经心录》）

注解：本方散剂、酒剂都可以，效果肯定。

2. 杜仲酒：杜仲（炙）八两，干地黄四两，当归二两，乌头（去皮）二两，川芎二两。上切。以酒一斗二升渍。每服二合，日二次。腕伤腰痛。（《千金翼方》卷十六）

注解：乌头加酒毒性增加，注意控制乌头的用量，间断饮用。

（八）相近药物鉴别

杜仲、牛膝均可以强健筋骨而治疗疼痛，杜仲可以止汗，除阴下湿痒；牛膝长于利小便，通月经。

（九）临床感悟

杜仲平补肝肾，不寒不燥，性味平和，对于腰腿疼痛是良药，但阴虚火旺者服用不适。

（十）医案

桂枝汤合肾着散、杜仲酒治疗腰痛

涂某，女，50 岁。2019 年 1 月 15 日初诊。

主诉：剧烈腰痛 1 周。

病史：患者在 1 周前弯腰捡东西，站起来后感到腰痛，休息了几天，没有缓解而来治疗。现症见中等个子，面白而胖，怕冷，不发热，出汗多，腰痛，刺痛，腰沉重，舌体胖大，舌质淡，舌苔白滑，有齿痕，脉弦滑有力。

辨证：太阳表虚证兼太阴水饮证。

处方：桂枝汤合肾着汤、杜仲酒（酒改成汤剂）。炙甘草 15 克，干姜 20 克，炒白术 40 克，茯苓 30 克，桂枝 30 克，炒白芍 30 克，狗脊 30 克，杜仲 30 克，丹参 20 克，泽泻 30 克，牛膝 30 克，川芎 20 克。1 剂浸泡 1 个小时，大火煮开小火煎煮 50 分钟，分 3 次喝完，3 剂，每日 1 剂。

1 月 19 日二诊：服药后腰痛消失，继续治疗多汗。面白胖，出汗多，疲倦，舌质淡，舌苔白，脉沉滑。

辨证：太阳太阴水饮气虚证。

处方：防己黄芪汤合防己茯苓汤加龙骨、牡蛎。防己 15 克，黄芪 60 克，炒白术 30 克，炙甘草 10 克，茯苓 50 克，桂枝 15 克，龙骨 40 克，牡蛎 40 克，浮小麦 60 克。6 剂。

三诊、四诊均依照二诊处方继续服用，各种症状缓解后自行停药。

十八、牛膝

（一）性味

味苦、酸；性平。

（二）定性

少阴经药物。

（三）历代本草论述

1.《神农本草经》：主寒湿痿痹，四肢拘挛，膝痛不可屈，逐血气，伤热火烂，堕胎。

2.《名医别录》：疗伤中少气，男肾阴消，老人失溺，补中续绝，填骨髓，除脑中痛及腰脊痛，妇人月水不通，血结，益精，利阴气，止发白。

3.《药性论》：治阴痿，补肾填精，逐恶血流结，助十二经脉。

4.《日华子本草》：治腰膝软怯冷弱，破癥结，排脓止痛，产后心腹痛并血运，落胎，壮阳。

（四）古方运用

1.治小便不利，茎中痛欲死，兼治妇人血结腹坚痛：牛膝一大把并叶，不以多少，酒煮饮之。（《肘后备急方》）

2.治室女月经不通，脐下坚结，大如杯升，发热往来，下痢羸瘦，此为血瘕。干漆（杵细，炒令烟尽）、牛膝（酒浸一宿）各一两六钱（为末），生地黄四两八钱，取汁，慢火熬，丸如桐子大。空心，米饮或温酒下二丸，日再，勿妄加，病去止药。（《三因方》万病丸）

3.治暴症，腹中有物如石，痛如刺，昼夜啼呼：牛膝二斤，以酒一斗，渍，密封，于热炭火中温令味出，服五合至一升，量力服之。（《补辑肘后方》）

4.治胞衣不出：牛膝八两，葵子一两。以水九升，煎取三升，分三服。（《梅师集验方》）

5.治喉痹、乳蛾：新鲜牛膝根一握，艾叶七片。捣，和人乳，取汁灌入鼻内，须臾痰涎从口鼻出。无艾亦可。（《本草纲目》）

6.治口中及舌上生疮，烂：牛膝酒渍含漱之，无酒者空含亦佳。（《肘后备急方》）

7.治风瘙瘾疹、骨疽、癞病：牛膝为末，酒下方寸匕，日三服。（《千金要方》）

8.治风湿痹，腰痛少力：牛膝（去苗）一两，桂心三分，山茱萸一两。上件药，捣细罗为散。每于食前，以温酒调下二钱。（《太平圣惠方》）

9.治湿热下流，两脚麻木，或如火烙之热：苍术（米泔浸三宿，细切，焙干）六两，黄柏（切片，酒拌略炒）四两，川牛膝（去芦）二两。上为细末，面糊为丸，如桐子大。每服五、七、十丸，空心姜盐汤下。忌鱼腥、荞麦、热面、煎炒等物。（《医学正传》三妙丸）

注解：三妙丸，治疗湿热引起的麻木。

10.桂心三两，白术四两，茯苓四两，甘草（炙）二两，泽泻二两，牛膝二两，干姜二两，杜仲三两。肾着腰痛，腰冷如冰，腹重如物所堕，上为散，每服三方寸匕，以酒一升，煮五六沸，去滓顿服之，日三。（《外台秘要》卷十七引《经心录》）

注解：本方与《千金要方》肾着散相同，只是药量不同，本方重用白术。白术可以"利腰脐间血"，这就是治疗腰痛的机理。

11. 牛膝酒：牛膝（去苗，锉）、薏苡仁各半斤，酸枣仁（微炒）、赤芍药、附子（炮裂，去皮脐）、干姜（炮）、柏子仁、石斛（去根）各三两，甘草（微炙）二两，上九味，细锉和匀，用生绢袋盛，以好酒二斗浸七日，肝风筋脉抽掣疼痛。（《圣济总录》）

注解：本方含有芍药甘草汤与甘草干姜汤，酸甘化阴，辛甘化阳，阴阳双补；芍药、甘草、附子汤止痛；同时有柏子仁、酸枣仁补肝之不足，缓肝之急，从根本上治疗肝的阴血不足；石斛为治疗痹证之要药，薏苡仁除湿，可以解除湿困；牛膝强健筋骨；附子温阳散寒止痛，不会喝酒者，可以将药物制成散剂或是丸剂。本方与《千金》白蔹薏苡仁汤有异曲同工之妙。

12. 独活寄生汤：独活 9 克，桑寄生、杜仲、牛膝、细辛、秦艽、茯苓、桂心、防风、川芎、人参、甘草、当归、芍药、干地黄各 6 克。上十五味，㕮咀。以水一斗，煮取三升，分三服。祛风湿，止痹痛，补肝肾，益气血。主肝肾两亏，气血不足，风寒湿邪外侵，腰膝冷痛，酸重无力，屈伸不利，或麻木偏枯，冷痹日久不愈。现用于慢性关节炎、坐骨神经痛等属肝肾不足，气血两亏者。（《千金要方》卷八）

注解：本方与后世独活寄生丸差不多，但多了滋补血脉的四物汤，效果更加好，适应于风寒湿邪伴有肝肾虚气血虚者。

13. 血府逐瘀汤：当归、生地黄各 9 克，桃仁 12 克，红花 9 克，枳壳、赤芍各 6 克，柴胡 3 克，甘草 3 克，桔梗 4.5 克，川芎 4.5 克，牛膝 10 克。活血祛瘀，行气止痛。治上焦瘀血，头痛胸痛，胸闷呃逆，失眠不寐，心悸怔忡，瘀血发热，舌质暗红，边有瘀斑或瘀点，唇暗或两目暗黑，脉涩或弦紧。水煎服。（《医林改错》卷上）

（五）现代运用

1. 药对配伍

（1）牛膝配桔梗：桔梗上行，牛膝下行，二药可以调节升降。

（2）牛膝配杜仲：强腰壮筋骨止痛。

（3）牛膝配代赭石：引药下行，治疗眩晕。

（4）牛膝配红花：通经活血止痛。

（5）牛膝配丹参：活血止痛通经。

2. 名医用药心得

符为民经验：重用川牛膝治疗头昏、头痛、眩晕，用量为 10～60 克。

（六）临证要点

1. 应用指征：筋骨酸痛，无力，腰膝酸软，尺脉沉弱。

2. 用量：10～60 克。

（七）小方拾遗

丹参牛膝煮散：丹参四两，牛膝四两，桑白皮四两，杏仁四两，升麻四两，猪苓四两，茯苓四两，犀角三两，黄芩三两，橘皮三两，防己三两，白前三两，泽泻三两，桂心三两，秦艽三两，生姜二两，李根白皮二两，大麻仁一升。治脚痹弱，气满身微肿。上十八味，捣粗筛以水一升半，纳散方寸匕，煮取七合，轻绢滤去滓，顿服，日再。夏月热，不得服丸散，此煮散顷年常用。（《千金要方》卷七）

（八）临床感悟

牛膝性味平和，强筋壮骨，平补肝肾，是与杜仲搭配的好药。笔者将桂枝、牛膝、杜仲、生白术称为"腰四味"。治疗肝肾虚弱引起的腰痛，尤其是搭配辨证主方使用疗效更佳。

（九）医案

刘保和医案：牙痛

任某，男，50岁。2009年8月12日初诊。

病史：患者自觉满口牙痛，左侧甚，痛窜至耳根，痛时按之加重，且觉木、胀。有糖尿病史5～6年，一直服用降糖药控制，面色黧黑，舌淡红，苔薄白，脉沉涩不畅。敲击右胁肋牵引剑突下痛。询问病史，知5年前在厕所安装灯泡时从凳子上摔倒，当时疼痛难耐。

处方：血府逐瘀胶囊一盒，按说明书服用，并嘱30分钟以后来看效果。患者服药后20分钟即来，曰"牙已不痛"。

十九、茵陈

（一）性味

味苦、辛，性微寒。

（二）定性

阳明经湿热药物。

（三）历代本草论述

1.《神农本草经》：味苦，平。主风湿寒热邪气，热结黄疸。

2.《名医别录》：微寒，无毒。主治通身发黄，小便不利，除头热。

3.《本草经疏》：茵陈，其主风湿寒热，邪气热结，黄疸，通身发黄，小便不利及头热，皆湿热在阳明、太阴所生病也。苦寒能燥湿除热，湿热去，则诸证自退矣。除湿散热结之要药。

4.《汤液本草》：仲景茵陈栀子大黄汤，治湿热也；栀子柏皮汤，治燥热也；湿则泻之，燥则润之可也。

（四）古方运用

1. 黄疸（主要的作用），如茵陈蒿汤、茵陈五苓散。

2. 大茵陈汤：茵陈一两半，黄柏一两半，大黄三两，白术三两，黄芩一两，栝楼根一两，甘草一两，茯苓一两，前胡一两，枳实一两，栀子二十枚。上㕮咀。以水九升，煮取三升，分三服。得快下，消息三四日，更治之。治内实热盛发黄，黄如金色，脉浮大滑实紧数者。（《千金要方》卷十）

注解：本方的前胡、大黄、枳实有大柴胡汤之义，前胡换柴胡而已。

3. 茵陈四逆汤：茵陈二两，附子一枚，干姜一两半，炙甘草一两。发黄，脉沉而迟，肢体冷逆，腰以上自汗者，此方冷服。（《医方考》）

注解：茵陈是治疗黄疸的专药，阳明湿热的黄疸能治，太阴寒湿的黄疸也能治。

4. 除头热，头汗出阳明湿热上蒸：茵陈蒿汤。

5. 阳明湿热引起的疮疡瘙痒：茵陈蒿汤。

6. 治疗痒，遍身风痒生疮疥，用茵陈煮浓汁洗之，立瘥。（《千金要方》）

注解：茵陈单味药物可以治疗痒，阳明湿热引起的痒，茵陈蒿汤也可以治疗。

7. 一身风痒疮疥，水煎洗之。（《验方第一》）

8. 草果茵陈汤：草果一钱，茵陈三钱，茯苓皮三钱，厚朴二钱，广皮一钱五分，猪苓二钱，大腹皮二钱，泽泻一钱五分。足太阴寒湿，舌灰

滑，中焦滞痞。水五杯，煮取二杯，分二次服。(《温病条辨》)

注解：本方用茵陈退黄，用草果、厚朴芳香苦温辛烈药物燥湿，用猪苓、泽泻、茯苓、大腹皮淡渗利湿，适合于太阴寒湿重、舌苔白厚如粉的黄疸患者。

9.柴胡茵陈五苓散：五苓散一两，茵陈半两，车前子一钱，木通一钱半，柴胡一钱半。上分二服。用水一盅半，灯草五十茎煎服，连进数服。小便清利而愈。伤寒温湿热病，汗下太早，湿热未除，以致遍身发黄，小便赤黑，烦渴发热。(《景岳全书》卷五十四)

（五）现代运用

1.药对配伍

(1)茵陈配栀子、黄柏：退阳明湿热黄疸。

(2)茵陈配附子、干姜：治疗寒湿黄疸。

(3)茵陈配金钱草、威灵仙：治疗胆道黄疸。

(4)茵陈配猪苓、泽泻：清热利湿。

(5)茵陈配秦艽：清热利湿退黄。

2.名医用药心得

(1)仝小林经验：用甘露消毒丹治疗肝硬化腹水，重用茵陈60克。

(2)夏德馨经验：在治疗肝胆疾病时，用茵陈、金钱草配伍，重用茵陈90克。

（六）临证要点

1.应用指征：黄疸、疮疡、带下瘙痒等证，表现为舌红苔黄腻，面黄，一身黄，脉滑数有力。

2.用量：10～120克。

（七）小方拾遗

茵陈粥：茵陈 30～60 克，粳米 50～100 克，白糖适量。清利湿热，退黄疸。适用于急性传染性黄疸型肝炎。每日 2～3 次。7～10 天为一个疗程。（《粥谱》）

注解：本方对于各种黄疸都可以，茵陈退黄疸专药，粳米、白糖保护脾胃。

（八）相近药物鉴别

茵陈和栀子都可以用于治疗阳明湿热黄疸，但是茵陈可以治疗痒；栀子可以治疗酒渣鼻、跌打损伤、血证、皮肤疮疡、失眠、目赤肿痛、胃脘热痛。

（九）临床感悟

茵陈是退黄的专科药物，治疗阳黄，用茵陈与大黄、栀子配伍；治疗阴黄，用茵陈与附子、干姜配伍。茵陈一般不用先煮去沫。

（十）医案

甘露消毒丹合上焦宣痹汤治疗咽喉异物感

王某，男，32 岁，四川绵阳涪城区人，2018 年 7 月 4 日初诊。

患者因咽喉干、咽喉有异物感来就诊。患者四处治疗没有效果，听人介绍特来笔者诊所治疗。现症见体型胖而壮实，咽喉有异物感，有痰，伴有口干口苦，手心发热，晚上不能盖被子，鼻塞，大便稀溏，小便黄，心情烦躁，舌质淡，舌苔白，齿痕，脉弦滑数。

分析：咽喉有异物感，还有鼻塞，上焦不通；口干口苦，舌苔厚腻，中焦湿邪上熏所致；大便稀溏，下焦水湿不分；口苦，口干，口臭，咽喉有异物，有痰，晚上不能盖被子，小便黄，烦躁，这些是阳明湿热证；大便稀溏，舌苔白厚，太阴寒湿证，方用上焦宣痹汤治疗上焦郁闭，甘露消毒丹加减治疗中下二焦的阳明湿热和太阴寒湿证，尤其甘露消毒丹中有射干、连翘、浙贝母、石菖蒲，这些药物对咽喉有特殊效果。

处方：广藿香、茵陈各 30 克，通草 10 克，黄芩 12 克，连翘 20 克，浙贝母 10 克，射干 15 克，白豆蔻 10 克，柴胡 20 克，淡豆豉 6 克，薏苡仁 30 克，枇杷叶 10 克，炒白扁豆 20 克。6 剂。每剂煎煮 1 次，分 3 次喝完。

7 月 10 日二诊：口干，口苦减轻，手心发热，晚上不能盖被子，咽喉有异物，有痰，大便稀溏好转，鼻塞严重，小便黄，心情烦躁好转，脉沉弦。辨证分析与一诊基本一致，阳明湿热有减轻，太阴寒湿还重，加入三仁法（杏仁、白豆蔻、通草）。

处方：广藿香 20 克，白豆蔻 10 克，茵陈 30 克，滑石 30 克，通草 6 克，苍耳子 15 克，连翘 12 克，黄芩 10 克，浙贝母 10 克，射干 10 克，青蒿 20 克，石菖蒲 6 克，白扁豆 20 克，杏仁 10 克。6 剂。每日 1 剂，煎煮 1 次，分 3 次喝完。

7 月 16 日三诊：鼻塞消失，口干、口苦进一步减轻，手心发热，不能盖被子，脉弦滑数。太阴寒湿好转很多，阳明湿热化燥伤阴，加滋阴润燥除虚热的鳖甲、牡丹皮、秦艽，等于加入青蒿鳖甲汤之义。

处方：白豆蔻 10 克，广藿香 20 克，茵陈 30 克，滑石 30 克，木通 10 克，石菖蒲 6 克，射干 15 克，连翘 20 克，浙贝母 10 克，枇杷叶 15 克，杏仁 15 克，青蒿 30 克，鳖甲 20 克，牡丹皮 15 克，秦艽 15 克。6 剂。每剂煎煮 1 次，分 3 次喝完。

随访基本痊愈而停止治疗。

二十、栀子

（一）性味

味苦，性寒，无毒。

（二）定性

阳明经药物。

（三）历代本草论述

1.《神农本草经》：味苦寒，主五内邪气，胃中热气，面赤酒渣鼻，白癞，赤癞疮疡。

2.《名医别录》：大寒、无毒。主治目热赤痛，心胸、大小肠大热，心中烦闷，胃中热气。

3.《药性论》：杀䗪虫毒，去热毒风，利五淋，主中恶，通小便，解五种黄病，明目。治时疾除热及消渴口干，目赤肿痛。

4.《本草纲目》：治吐血、衄血、血痢、下血、血淋，损伤瘀血，及伤寒劳复，热厥头痛，疝气，汤火伤。

（四）古方运用

1. 心中烦闷，心烦（主要的作用）：栀子豉汤、栀子厚朴汤。

2. 清热燥湿退黄疸：栀子柏皮汤，栀子大黄汤。

3. 主治目热赤痛，阳明内热上攻引起的目赤目痛，如《千金要方》栀子仁煎。

《千金》栀子仁煎：栀子仁一两，蕤仁一两，决明子一两，车前叶一两六铢，秦皮一两六铢，石膏（碎如小豆大）二两，苦竹叶二合，细辛半两，

赤蜜三合。上九味，哎咀。以井花水三升，煮取七合，以绵滤之，贮器中密封。以药汁缓缓滴目中。(《千金要方》卷六)

注解：本方治疗阳明热毒上攻引起的目赤疼痛。目赤疼痛属热，脉洪数，舌质红，舌苔黄燥，口干，喜饮水等用栀子仁煎；属于少阴表虚寒证者，用麻黄附子细辛汤。

4.胃中热：栀子是治疗胃热嘈杂的主要药物，栀子豉汤或是治胃脘火痛。

药用大山栀子七枚或九枚，炒焦，水一盏，煎七分，入生姜汁饮之。(《丹溪纂要》)

5.面赤酒渣鼻：治疗酒渣鼻等其他皮肤病，老山栀为末，黄蜡等分溶和，为丸弹子大，空心茶、酒嚼下。忌酒、炙煿。(《普济本事方》)

6.损伤瘀血，外用治疗跌打损伤，红肿热痛，治折伤肿痛。栀子、白面同捣，涂之。(《濒湖集简方》)

注解：跌打损伤早期多半都是热郁瘀血。

7.利五淋，通小便。血淋涩痛，用生栀子末、滑石等分，葱汤送服。

注解：栀子清热除烦，解三焦火毒，滑石利尿通淋。

8.治疗吐血、血痢等阳明血证，下泻鲜血，用栀子仁烧灰，水送服一匙。

9.治赤白痢并血痢：山栀子仁四七枚。锉，以浆水一升半，煎至五合，去滓。空心、食前分温二服。(《圣济总录》栀子仁汤)

10.水火烫伤，治火疮未起：栀子仁灰，麻油和封，惟厚为佳。(《千金要方》)

11.治口疮、咽喉中塞痛，食不得。大青四两，山栀子、黄柏各一两，白蜜半斤。上切，以水三升，煎取一升，去滓，下蜜更煎一两沸，含之。(《普济方》栀子汤)

12. 栀子膏：栀子仁一两，苦参一两，木通（锉）一两。制法：上锉细，以好酒四两，煎令香，去滓，倾于瓷盒中。主治风热，鼻内生疮。（《圣济总录》卷四十九）

注解：此方治疗鼻内生疮疡属于阳明火毒者，效果很好。

（五）现代运用

1. 药对配伍

（1）栀子配茵陈：清热利湿退黄。

（2）栀子配豆豉：清热除烦。

（3）栀子配大黄：清热除烦通里。

（4）栀子配干姜：寒温搭配。

（5）栀子配虎杖、紫草：治疗水火烫伤。

（6）栀子配乳香、没药：治疗跌打损伤。

2. 名医用药心得

张德林经验：栀子、大黄、附子、赤小豆按 2∶1∶1∶2 的比例加白酒调成糊状，敷于换处，治疗扭伤肿痛。

（六）临证要点

1. 应用指征：热，烦，出血，目赤肿痛，舌红苔黄，脉数。

2. 用量：10～20 克，外用适量。

3. 禁忌：素体大便稀溏者不能用，或是搭配干姜使用。

（七）小方拾遗

1. 栀子膏：被汤、火、热膏所烧，不问大小，栀子膏方。栀子三十枚、白蔹、黄芩各五两。上三味，切，以水五升，麻油一升，合煎，令水气竭，去滓，冷之，以淋疮，令溜去火热毒，肌乃得完也。作二日，任用膏涂汤散治之。

2.升麻沓汤方治疗痈疽：升麻、漏芦、芒硝各二两，栀子二十枚，黄芩三两。上五味，切，以水一斗，合蒴藋五两，煮取七升，冷揩诸丹肿上，常令湿，内宜服漏芦汤甚佳。（《外台秘要》）

注解：升麻沓汤方就是相当于现代的湿敷，疮疡红肿热痛都可以。

（八）临床感悟

栀子治疗心烦，胸中（包括胃脘）说不清楚的难受、胸闷、胸中压抑、呼吸不畅，甚至伴有焦虑、失眠、紧张、强迫等精神症状。栀子治疗食管、胃脘烧灼感效果佳。各种实证、热证的出血、肿痛都能用栀子。

（九）医案

1.麻黄连翘赤小豆汤加味治疗疮疡

林某，男，22岁，四川绵阳游仙区人。2019年11月5日初诊。

患者下肢疮疡红肿痒痛一个月来就诊。患者是一名挖掘机师傅，常在天气炎热时作业，在冬天发生下肢红肿热痛发痒，在他处治疗效果不明显，听人介绍前来治疗。现症见瘦高个子，面黄黑，面部有很多疮疡。四肢有疮疡，尤其是下肢疮疡，红肿发烫，有少许分泌物。不恶寒，不发热，无寒热往来，无口干、口苦，舌体瘦小，舌质红，舌苔微黄，饮食正常，大便黄烂，每日2~3次，小便数，脉细数。

辨证：阳明湿热证。

处方：麻黄连翘赤小豆汤合四妙散。生麻黄6克，连翘20克，赤小豆40克，桑白皮30克，杏仁20克，薏苡仁60克，怀牛膝20克，黄柏15克，炒苍术15克，白蔹15克，漏芦10克。4剂。1剂浸泡40分钟，大火煮开，小火煮 40 分钟，分 4 次服完。

11 月 12 日二诊：下肢疮疡完全变成白色，疮疡收敛，红肿消失，其他地方疮疡亦减少。效不更方，4 剂。

11 月 18 日三诊：眼睛红赤充血，眵多，口服西药效果不明显，改用《外台秘要》眼赤饮合麻黄连翘赤小豆汤治疗。

处方：黄芩 15 克，黄连 4 克，栀子 10 克，前胡根 30 克，竹叶 10 克，秦皮 20 克，麻黄 4 克，连翘 30 克，赤小豆 40 克，败酱草 30 克，薏苡仁 30 克。4 剂。

11 月 25 日四诊：疮疡进一步减轻，眼睛红肿消失。

处方：五味消毒饮加味。金银花（后下）60 克，生甘草 10 克，野菊花 20 克，紫花地丁 20 克，皂角刺 10 克，红藤 20 克，蒲公英 30 克，竹叶 10 克，连翘 20 克，漏芦 15 克，白蔹 10 克。4 剂善后。

2. 八味除烦汤合味小陷胸汤治疗胃脘嘈杂疼痛

陈某，女，52 岁，四川绵阳松垭镇人。5 月 17 日初诊。

胃脘嘈杂难受前来就诊。患者以前胃功能良好，2 年前吃东西后出现胃痛，治疗总不理想，听人介绍前来治疗。现症见高个子，胖，壮实，面黄黑。胃脘嘈杂难受，不能表达的难受，胃脘隐隐作痛，伴有胃灼热，不嗳气，强迫嗳气很舒服，咽喉有异物感，口不干不苦，二便正常，舌质红，舌苔淡红，脉弦滑而数。

辨证：阳明湿热气滞。

处方：八味除烦汤合小陷胸汤。北柴胡 15 克，白芍 15 克，枳实 15 克，炙甘草 10 克，姜半夏 10 克，栝楼皮 40 克，黄连 4 克，厚朴 12 克，茯苓 15 克，紫苏梗 20 克，连翘 12 克，栀子 15 克，蒲公英 30 克。4 剂。每剂浸泡 40 分钟，大火煮开，小火煮 40 分钟，分 4 次喝完。

5 月 24 日二诊：四诊资料基本同一诊，效果不明显，烦躁。再次解释，加入淡豆豉 8 克，构成栀子豉汤。4 剂，煎煮法同一诊。

6月2日三诊：嘈杂减轻，咽喉有异物严重，胃脘灼热消失，舌质红，舌尖红，舌苔淡红，口苦，口不干，强迫嗳气为舒服。脉弦滑数。

辨证：阳明实热太阴痰湿化热夹杂气滞证。

处方：八味除烦汤合小陷胸汤合栀子豉汤加威灵仙、蒲公英：姜半夏 8 克，黄连 6 克，紫苏梗 20 克，栝楼皮 40 克，栀子 15 克，豆豉 6 克，厚朴 8 克，柴胡 20 克，白芍 20 克，威灵仙 10 克，蒲公英 50 克，黄芩 15 克，枳实 10 克。4 剂。

6月10日四诊：患者非常高兴，所有症状均有所好转，效不更方，按三诊处方续服 6 剂善后。

后来在三诊处方上多次微调，临床症状全部消失而停药。

二十一、薏苡仁

（一）性味

味甘，性微寒。

（二）定性

阳明湿热药物。

（三）历代本草论述

1.《神农本草经》：味甘，微寒。主筋急，拘挛不可屈伸，风湿痹，下气。

2.《名医别录》：无毒，主除筋骨邪气不仁，利肠胃，消水肿，令人能食。

3.《药性论》：能治热风，筋脉挛急，能令人食。主肺痿肺气，吐脓血，咳嗽涕唾，上气。

4.《药性解》：薏苡仁，味甘，微寒，无毒，入肺、肝、脾、胃、大肠五经。利肠胃，消水肿，祛风湿，疗脚气，治肺痿，健脾胃。

（四）古方运用

1. 清热，利湿，消肿（主要作用）：麻杏苡甘汤。

2. 缓急止痛，治疗胸痹：薏苡附子散。

3. 利湿排脓治疮疡：薏苡附子败酱散。

4. 清热消痈，治疗脓疡，吐脓血：《千金》苇茎汤。

5. 微寒，清热消肿，消脓肿疮疡，肺痈，腹痛：赤豆薏苡仁汤，药用赤小豆、薏苡仁、防己、甘草各等分。主胃痈、大小肠痈，脓已成，脉洪数者。（《医宗金鉴》卷六十七）

注解：薏苡仁、赤小豆消脓肿，防己利水湿，甘草和中。

6. 祛湿，去水肿，治疗麻木：薏苡仁浸酒，药用薏苡仁三两，防风（去芦头）二两，牛膝（去苗）三两，独活二两，生干地黄二两，黑豆（炒令熟）五合，当归（锉，微炒）一两，酸枣仁（微炒）三分，川芎一两，丹参（去芦头）一两，桂心二两，附子（炮裂，去皮脐）一两。上锉细，以生绢袋盛，用清酒二斗，渍五七宿。主肾脏风毒流注，腰膝拘急疼痛。（《太平圣惠方》卷七）

注解：用薏苡仁利湿，防风祛风，当归、川芎活血养血，生地黄养血通痹防止伤津，牛膝、独活引药下行，同时配合防风祛风，桂枝、芍药、薏苡仁、附子、酸枣仁有《千金》白藓薏仁汤之义，就是桂枝汤加附子温阳，薏苡仁利湿，酸枣仁补肝疏通经络、除烦。

7. 祛湿，补益气力：芡实（去壳）四两，白茯苓（去皮）四两，干山药四两，莲肉（去皮心）四两，薏苡仁（净）四两。主肠风下血，面色萎黄，腰痛腿酸，四肢乏力，阳事痿缩，数年不举，无子。上加粳米一升，

糯米一升，共磨为粉，入白糖，如平常蒸糕法蒸熟烘干，时将滚汤泡服。（《医学正印》卷上）

注解：本方不仅是很好的方子，也是很多人理想的早餐粉。

8.治疗筋脉拘挛，疼痛（最主要的作用）：《千金》薏仁白蔹汤，药用白蔹一升，薏苡仁一升，芍药一升，桂心一升，牛膝一升，酸枣仁一升，干姜一升，甘草一升，附子三枚。

注解：本方治疗筋脉拘挛、疼痛，效果非常好。

9.麻杏薏甘汤或是单味薏苡仁，对扁平疣有效果。

10.薏苡仁酒：薏苡仁二两，牛膝二两，海桐皮一两，五加皮一两，独活一两，防风一两，杜仲（姜汁炙）一两，白术半两，枳壳（炒）一两，生干地黄二两半。上为粗散，入生绢袋内，无灰酒五升浸，春、秋、冬十四日，夏月盛热，分作数帖，遂帖浸酒，治脚痹。（《活人书》卷十八）

注解：薏苡仁酒偏重于滋补肝肾，同时除湿治疗痹证。

11.薏苡仁汤：薏苡仁一两，当归一两，芍药一两，麻黄一两，官桂一两，甘草（炙）一两，苍术（米泔浸一宿，去皮，锉炒）一两。治中风手足流注疼痛，麻痹不仁，难以屈伸。上锉。每服七钱半，水二盏，生姜七片，煎至八分，去滓，食前温服。自汗减麻黄；热减官桂。（《奇效良方》）

注解：本方用麻黄、桂枝、甘草，相当于麻黄汤去杏仁，再加当归、芍药、苍术、薏苡仁。麻黄汤去表邪中伏邪，当归、芍药养血和血通脉，薏苡仁、苍术利湿去麻。本方主要治疗麻木，同时也可治疗疼痛，可以合桂枝芍药知母汤、附子汤、防己黄芪汤等。

12.薏苡仁汤：桔梗30克，甘草60克，薏苡仁90克。上药锉碎，如麻豆大。治痰湿咳嗽，每服15克。水煎，入糯米为引，米软为度，食后服之。（《儒门事亲》卷十二）

注解：桔梗甘草汤本来可以排脓，加大剂量的薏苡仁可以清热排痰排郁热。本方对于黄痰的阳明痰热证的治疗效果较好。

（五）现代运用

1. 药对配伍

（1）薏苡仁配苍术：寒温搭配，清热燥湿治疗痹证。

（2）薏苡仁配附子：寒温搭配，缓急止痛。

（3）薏苡仁配败酱草：清热利湿消肿。

（4）薏苡仁加冬瓜仁、桃仁：治疗痰热加瘀血。

（5）薏苡仁配杏仁、白豆蔻：分泄三焦湿邪。

2. 名医用药心得

（1）仝小林经验：重用薏苡仁治疗儿童类风湿关节炎，薏苡仁用量60 克。

（2）陈景河经验：治疗湿痹，薏苡仁用至 100 克。

（六）临证要点

1. 应用指征：湿，肿，麻木，拘挛，疼痛等症状。

2. 用量：10～100 克。

3. 禁忌：寒湿者不能用，或搭配附子使用。

（七）小方拾遗

1. 薏苡附子散：治疗胸痛和痹证效果都很好。

2. 薏苡仁粥：薏苡仁 30 克，粳米 60 克。将薏苡仁、粳米共同煮粥。每日 2 次，作主食吃。利湿，清热。可作为水痘患儿的辅助治疗。（《老老恒言》）

3. 薏苡仁酒：薏苡仁、牛膝、海桐皮、五加皮、防风、萆薢、当归、

杜仲、白芍、地骨皮、威灵仙。脚气虚软无力，时常顽木作痛。(《证治汇补》卷七)

(八) 临床感悟

薏苡仁辛凉甘淡，利湿不伤阴，一般利水中小剂量即可，治疗寒湿轻证湿痹则要大剂量，可用30～100克。虚寒神差者加少许附子振奋阳气。

(九) 医案

薏苡仁汤加减治疗手麻木

陈某，女，30岁，四川绵阳涪城区人。2018年12月3日初诊。

患者因双手麻木疼痛一年，加重一个月来治疗。患者在笔者处治疗外感病，痊愈后要求治疗手指疼痛麻木。症见中等壮实体型，面黄黑，爱出汗，阵发性发热汗出，平时不发热，怕冷，失眠，舌质淡，舌苔白，口不干，口不苦，口中和，二便正常，月经停止（手术原因），手指疼痛、麻木，脉沉弦滑。

分析：怕冷，出汗，阵发性发热出汗，太阳表虚证；舌质淡，舌苔白，脉沉弦滑，太阴寒湿水饮证，合起来就是太阳表虚太阴寒湿证。

处方：薏苡仁汤加减。桂枝20克，赤芍20克，炙甘草10克，生姜10克，大枣10克，龙骨30克，牡蛎30克，当归20克，炒苍术15克，川芎12克，薏苡仁40克，海风藤30克。3剂。1剂浸泡40分钟，大火煮开，小火煮40分钟，分4次喝完。

12月8日二诊：手指疼痛、麻木减轻，睡眠还是没有改善，睡眠不好烦躁。

分析：手指疼痛，麻木减轻，表示方证对应，还有失眠烦躁，夹杂有痰湿，用桂枝去芍药加蜀漆龙牡汤对应，薏苡仁汤继续应用。

处方：桂枝30克，炙甘草10克，生姜15克，大枣10克，法半夏30

克，茯苓 40 克，炒苍术 20 克，当归 20 克，薏苡仁 40 克，川芎 15 克，海桐皮 20 克，龙骨、牡蛎各 30 克。3 剂。

12 月 13 日三诊：手指疼痛麻木基本痊愈，失眠也好转。效不更方，去龙骨、牡蛎，再服 6 剂善后。

二十二、赤小豆

（一）性味

味甘、酸，性平。

（二）定性

阳明湿热药物。

（三）历代本草论述

1.《神农本草经》：气味甘酸平，无毒，主下水肿，排痈肿脓血。

2.《名医别录》：味甘酸平、温，无毒。主治寒热、热中、消渴，止泄，利小便，吐逆，卒僻，下胀满。

3.《日华子本草》：赤豆粉，治烦，解热毒，排脓，补血脉。

（四）古方运用

1. 主水肿：赤小豆可清热、利湿、消黄疸，祛水消肿，如麻黄连翘赤小豆汤。或是赤小豆治卒大腹水病，白茅根一大把，小豆三升，水三升，煮取干，去茅根食豆，水随小便下。（《补辑肘后方》）

2. 排痈肿，散恶血：血水同源，痈肿脓血为火之有余，水肿则火之不足，赤小豆既可以清热利湿，又可以排痈散血，治疗便血、吐血、痔疮等，如赤小豆当归散。

3. 利小便，治消渴：赤小豆治水肿从脚起，入腹则杀人，药用赤小豆一升，煮令极烂，取汁四、五升，温渍膝以下。若已入腹，但服小豆，勿杂食。（《独行方》）

4. 治烦，补血脉：可清热宁心安神，如《千金》茯神汤，药用茯苓12克，桂心6克，大枣20枚，紫石英3克，甘草6克，人参6克，赤小豆9克，麦冬9克。

注解：本方是苓桂枣甘汤加味，方中赤小豆清热利水除烦。

5. 治食六畜肉中毒：烧小豆一升，末，服三方寸匕。（《千金要方》）

6. 治风瘙瘾疹：赤小豆、荆芥穗等分，为末，鸡子清调涂之。（《本草纲目》）

7. 下乳汁，煮赤小豆取汁饮。（《产书方》）

8. 治腮颊热肿，赤小豆末和蜜涂之，或加芙蓉叶末。（《本草纲目》）

注解：赤小豆清热燥湿，排脓消疮疡，对于疮疡红肿热痛效果好，加芙蓉叶后效更佳。

9. 千金治小儿重舌方：用赤小豆末，醋和涂舌上。（《幼幼新书》）

10. 治大小肠痈，湿热气滞瘀凝所致：赤小豆、薏苡仁、防己、甘草，煎汤服。（《疡科捷径》赤豆薏苡汤）

11. 治肠痔大便出血：赤小豆一升，苦酒五升，煮豆熟，出干，复纳清酒中，候酒尽止，末。酒服方寸匕，日三度。（《肘后备急方》）

12. 赤小豆羹：赤小豆五合，桑根白皮（锉）三两，白术二两，鲤鱼（3斤者，净洗如常）一。水气腹大脐肿，腰痛，不可转动。以水一斗，都一处煮，候鱼熟，取出鱼，尽意食之；其豆亦宜吃，勿着盐味；其汁入葱白、生姜、橘皮，入少醋，调和作羹食之。（方出《太平圣惠方》卷九十六，名见《普济方》卷二五九）

注解：本方为食疗方，桑白皮宣肺利水，走表；赤小豆利里之湿，白术利腰肚脐之水湿，鲤鱼消肿利水。注意不能加盐。

（五）现代运用

1. 药对配伍

（1）赤小豆配当归：排痈肿脓血。

（2）赤小豆配薏苡仁：利湿消痈。

（3）赤小豆配麻黄：发表退黄。

2. 历代名家心得

（1）杨彦伟经验：临床治疗湿热所致咳嗽，用麻黄连翘赤小豆汤颇为有效，多加入桔梗、射干、浙贝母等。

（2）王幸福经验：用赤小豆当归散合止痛如神汤，治疗痔疮肛瘘疼痛；腿足患痛肿疮毒，发生肿胀，痛风结石或脚气感染疼痛、灼热、肿胀淌水，重用赤小豆，加入龙胆泻肝汤、五味消毒饮，有解毒消疮、利水消肿之功。

（六）临证要点

1. 应用指征：痈，肿，有脓血，属于湿热者。

2. 用量：10～30 克。

3. 禁忌：寒湿者不能用。

（七）小方拾遗

1. 赤小豆散：赤小豆（炒熟）一合，白蔹一两，露蜂房（烧灰）一两，蛇皮（烧灰）二尺。上为细散。每服一钱，食前以温酒调下。鼠瘘及出脓水，项强头疼，四肢寒热；蚍蜉瘘；小儿一切瘘。（《圣惠》卷六十六）

2.赤小豆汤：赤小豆五合，大蒜一头，生姜一分，商陆根一条。赤小豆、大蒜、生姜并碎破，商陆根切，同水煮，豆烂汤成，适寒温，去大蒜等，细嚼豆，空腹食之，旋旋啜汁令尽。肿立消便止。主治水气脚气。（方出《证类本草》卷二十五引《本草图经》，名见《方剂辞典》）

（八）相近药物鉴别

薏苡仁、赤小豆均可祛湿清热消肿；薏苡仁还可以化痰排脓，治疗关节不能屈伸；赤小豆可以下乳汁，消肿治疗疮疡。

（九）临床感悟

赤小豆消痈肿、排脓血，可以与薏苡仁、败酱草、大血藤同用；同时治疗腹水肿时多与鲤鱼搭配，是药食同源的药物。

（十）医案

1.带下

单某，22岁。2006年1月24日初诊。

从东欧经商返回过年，就诊时诉带下量多色黄3个月，无阴痒，月经基本正常，经前小腹、腰及乳房发胀，纳谷一般，大便偏干，小便略黄。末次月经1月4日来潮。生育史：G0P0。舌淡红，苔薄白，脉细。妇科检查：外阴无殊，阴道通畅，宫颈中度糜烂，宫体后位，偏小，活动、质地中等，压痛，两侧附件压痛。西医诊断：慢性盆腔炎；慢性宫颈炎。

治法：清热排脓，祛瘀生新。

处方：赤小豆当归散合桔梗汤加味。赤小豆30克，当归9克，桔梗12克，生甘草6克，菝葜20克，土茯苓15克，椿根皮20克。7剂。

2006 年 2 月 2 日二诊：服药 1 剂，带下即明显减少，如水色白，服药 2 剂，带下完全消失，至今未再见带下，舌脉如上。

中药守上方续进 7 剂，以巩固疗效。（马大正《妇科证治经方心裁》）

2. 麻黄连翘赤小豆汤合麻杏石甘汤治疗皮肤痒

金某，男，11 岁，四川绵阳涪城区人。2020 年 7 月 23 日初诊。

主诉：下半身长皮疹，发痒 1 周。

病史：患者一周前出现下半身长皮疹，发痒，在他处治疗效果不明显，特地来治疗。症见中等个子，偏瘦，口唇深红。下半身发痒，长皮疹，红色丘疹，见热，见潮湿环境加重。爱出汗，怕热，鼻塞，舌质红，舌苔黄腻，喝水多，大便干燥。伴有爱流口水，纳差。脉浮滑而急数。

辨证：太阳阳明证。

处方：麻黄连翘赤小豆汤合麻杏石甘汤。生麻黄 4 克，杏仁 15 克，石膏 30 克，炙甘草 10 克，薏苡仁 20 克，栀子 10 克，广藿香（后下）10 克，防风（后下）10 克，连翘 12 克，赤小豆 30 克，桑白皮 20 克，苍耳子 10 克，茯苓 10 克。3 剂。1 剂浸泡 40 分钟，大火煮开小火煮 40 分钟，分 3 次喝完。

随访痊愈，不愿意巩固治疗。

二十三、荆芥

（一）性味

味辛，性微温。

（二）定性

太阳经药物。

（三）历代本草论述

1.《神农本草经》：主寒热，鼠瘘，瘰疬生疮，破结聚气，下瘀血，除湿痹。

2.《药性论》：治恶风贼风，口面㖞斜，遍身顽痹，心虚忘事，益力添精。主辟邪毒气，除劳，治丁肿。取一握切，以水五升，煮取二升，冷分二服。主通利血脉，传送五脏不足气，能发汗，除冷风；又捣末和醋封毒肿。

3.《本草图经》：治头风，虚劳，疮疥，妇人血风。

4.《滇南本草》：治跌打损伤，并敷毒疮，治吐血。荆芥穗上清头目诸风，止头痛，明目，解肺、肝、咽喉热痛，消肿，除诸毒，发散疮痈。治便血，止女子暴崩，消风热，通肺气鼻窍塞闭。

（四）古方运用

1. 主寒热、治恶风贼风，口面㖞斜，遍身顽痹。荆芥祛风之力较胜，可发表解汗，祛风止痛，治疗感冒与风湿痹证：荆防败毒散。

2. 治风热头痛：荆芥穗、石膏等分。为末，每服二钱，茶调下。（《永类钤方》）

3. 治头目诸疾，血劳，风气头痛，头旋目眩：荆芥穗为末，每酒服三钱。（《眼科龙木论》）

4. 治大便下血：荆芥，炒，为末。每米饮服二钱，妇人用酒下。亦可拌面作馄饨食之。（《经验方》）

5. 治一切疮疥：荆芥、金银花、土茯苓等分。为末，熟地黄熬膏为丸，梧子大。每旦、晚各服百丸，茶酒任下。（《本草汇言》）

6. 治痔漏肿痛：荆芥煮汤，日日洗之。（《简便单方》）

7. 荆芥连翘汤：荆芥、连翘、防风、熟地黄、当归、川芎、白芍、柴胡、枳壳、黄芩、黄连、黄柏、山栀、白芷、桔梗各等分，甘草减半。上锉一剂。治肾经风热，两耳肿痛；或胆热移脑之鼻渊。水煎，食后服。（《万病回春》卷五）

注解：本方是温清饮在加四逆散加加味，治疗干燥性皮肤病效果非常好。

8. 荆芥汤：荆芥一握，淡竹茹一鸡子大，当归（锉，微炒）一两，地黄汁一分。伤折，瘀血在内，烦闷刺痛，伤损吐唾出血。（《圣济总录》卷一四四）

9. 荆芥散：天南星半两，草乌头（肉白者，生用）半两，荆芥穗半两，石膏一两。伤寒头痛，鼻塞流涕，声重咽干，胸膈满闷，头痛如破。每服二钱半，加陈茶一钱，生姜汁半呷，薄荷三叶，水两盏，煎至八分，温服，日三次。（《伤寒总病论》卷二）

10. 荆芥穗汤：川黄连、荆芥穗、生地黄、生甘草疏利郁结。主小儿胎气兼风邪入脐，致患撮口，气息喘急，啼声不出，或肚上青筋，吊疝内气引痛。与指迷七气汤（去桂，加大黄、钩藤、僵蚕）同用。大便秘，加大黄；小便少，加木通。（《慈幼新书》卷一）

（五）现代运用

1. 药对配伍

（1）荆芥配防风：祛风止痒。

（2）荆芥配桔梗、甘草：咽喉痒引起的咳嗽。

（3）荆芥配连翘：解表清里热，儿科多用。

（4）荆芥配蝉衣：止痒。

2. 名医用药心得

（1）刘弼臣经验：在看儿科病时喜欢用"荆芥、连翘"药对，说"清其表而凉其内"。

（2）周幼珊经验：荆芥善于止清鼻涕，在桑菊饮中加入荆芥止清鼻涕。

（六）临证要点

1.应用指征：卫分有热邪，皮肤痒，风疹，出血等疾病。

2.用量：10～20克，不能久煎。

（七）小方拾遗

1.荆芥粥：荆芥穗一两，薄荷叶一两，豉三合，白粟米三合。上件，以水四升，煮取三升，去滓，下米煮粥，空腹食之。治中风，言语謇涩，精神昏愦，口面㖞斜。（《饮膳正要》荆芥粥）

2.荆芥败毒散：荆芥一钱半，防风一钱半，桔梗一钱半，赤芍一钱半，牛蒡子二钱，金银花二钱，浙贝母二钱，连翘二钱，薄荷一钱，生甘草八分，青果一个。水煎服。时毒喉痛，斑疹腮肿，风痰咳嗽，头痛发热。（《外科医镜》）

（八）相近药物鉴别

荆芥、防风都可以祛风止痒；荆芥可以止血，防风可以治肋痛。

（九）临床感悟

荆芥性微温，祛风止痒抗过敏，多与防风配伍。

（十）医案

刘弼臣医案：小儿出疹性疾病喜用"荆芥、连翘"

刘老常谓"清其表而凉其内，功在荆翘"。荆翘在这里一方面是指荆芥与连翘两味中药，另一方面是指翁仲仁《痘疹金镜录》之"荆翘饮"。"荆翘饮"虽然只有荆芥和连翘两味中药，药物组成简单，但却具有"外清表热，内凉里热"之双解功效。故刘老甚喜用其治疗多种出疹性疾病，如小儿湿疹、小儿荨麻疹、小儿风疹、小儿水痘等。[徐荣谦，孙洮玉，王洪玲，等. 刘弼臣教授临证用药特色精粹 [J]. 中华中医药杂志，2007，22（10）：693-694.]

二十四、防风

（一）性味

味甘，性温，无毒。

（二）定性

太阳经药物。

（三）历代本草论述

1.《神农本草经》：味甘，温，无毒。主大风，头眩痛，恶风，风邪，目盲无所见，风行周身，骨节疼痹烦满。

2.《名医别录》：味辛，无毒。主胁痛、胁风头面去来，四肢挛急。

（四）古方运用

1. 太阳药解表散寒（最主要的作用）：薯蓣丸、候氏黑散。

2. 心烦体重，能安神定志，去烦躁，安神镇惊：防己地黄汤。

注解：在古方中，很多镇惊安神方中都有风药。

3. 主胁痛，肝以辛补之：《千金要方》之补肝汤，药用甘草、桂心、山茱萸各一两，细辛、桃仁、柏子仁、茯苓、防风各二两，大枣二十四枚。

4.目盲无所见（目病多风邪，风去则目明）：《千金方衍义》防风补煎，药用防风、细辛、川芎、白鲜皮、独活、甘草各三两，橘皮二两，大枣三七枚，甘竹叶（切）一斗。

注解："肝以辛补之"，肝虚寒，补肝祛寒，补肝之不足，或是治疗眼赤。

5.主大风，头眩痛。头为清窍，易受风邪上扰，风眩呕吐，起则眩倒：《千金要方》防风汤，药用防风、川芎、白芷、牛膝、狗脊、萆薢、白术各3克，羌活、葛根、附子、杏仁各6克，麻黄12克，生姜15克，石膏、薏苡仁、桂心各9克。

6.风行周身，骨节疼痹烦满。风为百病之长，风夹湿寒而为痹，如《千金要方》小续命汤。

7.祛湿健脾止泻，风药能祛湿，小剂量运用，如痛泻要方。

8.心烦体重，能安神定志，去烦躁，安神镇惊：《千金要方》大定心汤，药用人参、白茯苓（去皮）、茯神（去木）、远志（去心）、龙骨、干姜（炮）、当归（切焙）、甘草（炙）、白术、芍药、桂心、紫菀（去苗土）、防风、赤石脂各二两。

9.痈疽最难收口者：防风、白芷、甘草、赤芍、川芎、归尾各二钱，雄猪蹄一节，加连须葱白五根，用水三大碗煎，以绢片蘸水洗之，拭干，然后上药，其深曲处，以羊毛笔洗之。（《外科十法》防风汤）

10.治一切风疮疥癣，皮肤瘙痒，搔成瘾疹：防风（去叉）、蝉壳、猪牙皂荚（酥炙，去皮、子）各一两半，天麻二两。上四味捣为细末，用精羊肉煮熟捣烂，以酒熬为膏，丸如绿豆大，每服三十丸，荆芥酒或茶汤下。（《圣济总录》防风丸）

11.治偏正头风，痛不可忍者：防风、白芷各四两。上为细末，炼蜜和丸，如弹子大。如牙风毒，只用茶清为丸，每服一丸，茶汤下。如偏正头

风，空心服。如身上麻风，食后服。未愈连进三服。(《普济方》)

(五) 现代运用

1. 药对配伍

(1) 防风配荆芥：祛风止痒。

(2) 防风配黄芪、白术：多汗，反复感冒。

(3) 防风配羌活、独活：祛风除痹。

(4) 防风配当归、牡丹皮：祛风止痒。

2. 名医用药心得

(1) 任德勋经验：用一味防风或是防风和生姜配伍治疗顽固性腹泻。

(2) 刘亚娴经验：用加减完带汤治疗泄泻，药用白术 30 克，山药 30 克，车前子 30 克，党参 10 克，苍术 10 克，甘草 10 克，陈皮 10 克，荆芥 10 克，茯苓 10 克，防风 10 克。

(六) 临证要点

1. 应用指征：风寒湿痹，卫分有热，痒，肋痛。

2. 用量用法：10～15 克，后下。

(七) 小方拾遗

玉屏风散：怕风，容易反复感冒。

(八) 临床感悟

防风是风药不仅可用于皮肤病的止痒，也多用于内科杂病，尤其是经方和唐方中风药多，如防己地黄汤、候氏黑散、小续命汤等，临床中多有体会。

（九）医案

何任医案：四肢烦重（高血压）

赵某，男，54 岁。1978 年 8 月 24 日初诊。

患者平时嗜酒，患高血压已久，近半年来感手足乏重，两腿尤甚。自觉心窝部发冷，曾服中西药未能见效。诊脉弱虚数，苔白。血压 160/120 毫米汞柱。

处方：侯氏黑散。杭菊花 120 克，炒白术 30 克，防风 30 克，桔梗 15 克，黄芩 15 克，北细辛 3 克，干姜 9 克，党参 9 克，茯苓 9 克，当归 9 克，川芎 5 克，牡蛎 15 克，矾石 3 克，桂枝 9 克。各药研细末和匀，每日 2 次，每次服 3 克，以温淡黄酒或温开水吞服，先服半个月。

一个月以后来复诊，谓心窝部发冷已很少见，手脚亦有力，能步行来城，血压正常，要求再配一剂续服。

二十五、黄芪

（一）性味

味甘，性微温。

（二）定性

太阴经药物。

（三）历代本草论述

1.《神农本草经》：味甘，微温。主治痈疽，久败疮，排脓止痛，大风癞疾，五痔，鼠瘘，补虚，小儿百病。

2.《名医别录》：无毒。主治妇人子脏风邪气，逐五脏间恶血，补丈夫虚损，五劳羸瘦，止渴，腹痛泄痢，益气，利阴气。

（四）古方运用

1. 补虚，益气固表固卫，用于出汗多：如桂枝汤加黄芪为黄芪桂枝五物汤。

2. 利水肌表之水（主要的作用）：如防己黄芪汤、防己茯苓汤。

3. 益气逐痹止痛：如乌头汤。

4. 固表祛湿，止黄汗：如芪芍桂酒汤。

5. 主治痈疽，久败疮排脓止痛：透脓散，药用如黄芪 12 克，皂角刺、白芷、川芎、牛蒡子、穿山甲（炒，研）各 3 克，金银花、当归各 1.5 克。酒、水各半煎服。治痈毒内已成脓，不穿破者，服之即破。（《医学心悟》卷六）

6. 补中益气，提下陷之气：补中益气汤。

7. 治消渴：黄芪三两，茯神三两，栝楼三两，甘草（炙）三两，麦冬（去心）三两，干地黄五两。上六味切，以水八升，煮取二升半，分三服。忌芜荑、酢物、海藻、菘菜。日进一剂，服十剂。（《千金要方》黄芪汤）

8. 阴汗湿痒：用绵黄芪，酒炒为末，以熟猪心点吃妙。（《赵真人济急方》）

9. 黄芪粥：生黄芪 30 克，生薏苡仁 30 克，赤小豆 15 克，鸡内金末 9 克，金橘饼 2 枚，糯米 30 克。先将黄芪放入小锅内，加水 600 克，煮 20 分钟捞出渣；再加入生薏苡仁、赤小豆煮 30 分钟，最后加入鸡内金末和糯米，煮熟成粥。功效是补气，健脾。适用于小儿慢性肾炎。以上为 1 日量，分 2 次温热服用，每次服后嚼食金橘饼 1 枚。小儿急性肾炎不宜选用。（《岳美中医案集》）

10.五痔用猬皮丸；治痔猬皮丸方：猬皮一具，矾石、当归、连翘、干姜、附子、续断、黄芪各二两，干地黄五两，槐子三两。上十味末之，蜜丸，饮服如梧子大，十五丸，日再加至四十丸。亦治漏。（本方摘自《千金要方》，《集验方》无矾石、地黄）

（五）现代运用

1.药对配伍

（1）黄芪配人参：大补元气。

（2）黄芪配当归：补气生血。

（3）黄芪配知母：补气清热。

（4）黄芪配茯苓：益气利水消肿。

（5）黄芪配乌头：益气蠲痹。

（6）黄芪配赤芍、桃仁：益气活血化瘀。

（7）黄芪配金银花、甘草：托疮排脓。

2.名医用药心得

（1）熊永文经验：治疗肾功能衰竭单独用黄芪250克；若自汗、盗汗不止，黄芪、浮小麦各250克。

（2）李可经验：用乌头汤和当归四逆汤治疗虚寒性脉管炎，重用黄芪200～500克，黄芪有转运大气之用。

（六）临证要点

1.应用指征：面白，丰腴，出汗多，疲倦，浮肿，黄胖。

2.用量：10～500克。

3.禁忌：热证、实证不能用。

（七）小方拾遗

1.糯米黄芪饮：糯米 30 克，黄芪 15 克，川芎 5 克。将糯米、黄芪、川芎加水 1000 毫升，煎至 50 毫升，去渣即成。每日 2 次，温热服。调气血，安胎。适用于胎动不安。（《太平圣惠方》）

注解：本方治疗气虚引起的胎动不安，表现为疲倦，多汗，懒惰，舌质淡，舌苔白，口中和。

2.玉屏风散：防风一两，黄芪一两，白术二两。上每服三两，水煎服。（《仁术便览》）

（八）临床感悟

黄芪祛邪外出，尤其是在正气虚同时伴有外邪不出的情况下，气足外邪易出，必须重用黄芪，30～1000 克都可以，如气虚痹症。

使用黄芪的时机，抓住多汗、肿、无力就可以。更要注意黄芪的体质：形体丰腴，肌肉松软，尤其肚子上肌肉松弛无力，出汗多，常疲倦无力，甚者不能劳动、生活难以自理。

（九）医案

麻黄附子细辛汤加乌头汤治疗顽固性痛经

王某，女，46 岁，四川绵阳涪城区人。2019 年 2 月 11 日初诊。

主诉：剧烈痛经 30 年，加重 3 个月。

病史：患者生小孩后保养不好，开始痛经，治疗时断时续，一直未治愈。最近 3 个月有加重趋势，每次月经来时，少腹剧烈疼痛，需要卧床休息，直到月经完毕才好转。现症见中等个子，胖壮而白，不出汗，容易疲倦，瞌睡多，没有精神，剧烈痛经，温敷稍微缓解，少腹冷，背心冷，舌质淡，舌苔白滑，吃饭正常，二便正常，脉沉弦滑。

分析：疲倦，瞌睡多，没精神，脉沉，少阴表虚寒；少腹剧烈疼痛，温敷缓解，背心冷，少腹冷，脉沉弦滑，少阴里虚寒；舌苔白滑，脉弦滑，太阴证。

处方：《金匮》乌头汤合麻黄附子细辛汤。制川乌 40 克，生麻黄 8 克，生黄芪 60 克，炒白芍 20 克，炙甘草 10 克，茯苓 40 克，炒白术 40 克，细辛 10，制附子 30 克。3 剂。制川乌、炙甘草，制附子先煎煮 1.5 小时，其他药物不浸泡，再次煎煮 1 小时，分 6 次服完。

2 月 18 日二诊：患者说以前需要卧床休息，这次服完药物，不但不需要卧床休息，而且工作未觉劳累，也不痛经。服 3 剂，并且要求每次月经周期前一周服用 3 剂，直到不痛经为止。

二十六、人参

（一）性味

性微温，无毒。

（二）定性

太阴经药物。

（三）历代本草论述

1.《神农本草经》：味甘，微寒。主补五脏，安精神，定魂魄，止惊悸，除邪气，明目，开心智。

2.《名医别录》：微温，无毒。主治肠胃中冷，心腹鼓痛，胸胁逆满，霍乱吐逆，调中，止消渴，通血脉，破坚积，令人不忘。

3.《药性论》：主五脏气不足，五劳七伤，虚损瘦弱，吐逆不下食，止霍乱烦闷呕哕，补五脏六腑，保中守神。消胸中痰，主肺痿吐脓及痫疾，冷气逆上，伤寒不下食，患人虚而多梦纷纭，加而用之。

（四）古方运用

1. 生津补液：如白虎加人参汤（有表证不能服用）。

2. 治疗心下痞（主要的作用）：如半夏泻心汤。

3. 回阳救逆：如茯苓四逆汤、人参四逆汤。

4. 胸痹心中痞气：如人参汤，药用人参、甘草、干姜、白术各三两。上四味，以水八升，煮取三升，温服一升，日三服。（《金匮要略》人参汤）

5. 主肠胃中虚冷，霍乱吐逆，调中，如理中汤、温脾汤。或是治胃虚冷，中脘气满，不能传化，善饥不能食：人参末二钱，生附子末半钱，生姜（切碎）一分。上三味和匀，用水七合，煎至二合，以鸡子一枚取清，打转，空心顿服。（《圣济总录》温胃煮散）

6. 治疗久咳：蛤蚧（全者，河水浸五宿，逐日换水，洗去腥，酥炙黄色）一对，杏仁（去皮尖、炒）、甘草（炙）各五两，知母、桑白皮、人参、茯苓（去皮）、贝母各二两。上八味为末，净磁合子内盛。每日用如茶点服。（《卫生宝鉴》人参蛤蚧散）

注解：此方便于肺肾阴虚，同时有阴津亏的常年久咳虚咳。

7. 益气生津养阴治疗心悸：生脉饮。

8. 定魂魄，开心志，主好忘：远志、人参各四分，茯苓二两，菖蒲一两。上药治下筛。每服方寸匕，饮送下，一日三次。（《千金要方》卷十四）

（五）现代运用

1. 药对配伍

（1）人参配黄芪：大补元气。

（2）人参配麦冬、五味子：益气生津。

（3）人参配附子：益气扶正散寒。

（4）人参配半夏、干姜：虚寒呕吐。

（5）人参配蛤蚧：虚证咳喘。

（6）人参配石膏、知母：消渴。

2. 名医用药心得

姚志雄经验：应用人参治疗危急重症时要用重剂量，一般用量 15～50 克，浓煎顿服；治疗心源性休克，可以用到 80 克，待缓解后改为小剂量。

（六）临证要点

1. 应用指征：心下痞满，消渴，恶心呕吐，中焦虚寒，健忘，脉细弱。

2. 用量：10～30 克。

3. 禁忌：实证、热证、表证，体胖壮，舌苔厚腻，食欲旺盛者。

（七）小方拾遗

1. 令人不忘方：菖蒲二分，茯苓、茯神、人参各五分，远志七分。上药治下筛。每服方寸匕，酒送下，一日三次。（《千金要方》卷十四）

2. 菖蒲益智丸：菖蒲五分，远志五分，人参五分，桔梗五分，牛膝五分，桂心三分，茯苓七分，附子四分。上为末，炼蜜为丸，如梧桐子大。每服 7 丸，加至二十丸，日二次夜一次。破积聚，止痛，安神定志，聪明耳目。主喜忘恍惚。（《千金要方》卷十四）

注解：人参与菖蒲、远志、茯苓搭配益智安神治疗健忘。

（八）相近药物鉴别

人参与黄芪均可以补气。人参生津补液，止渴，治疗心下痞，开心智，治疗好忘；黄芪益气固表，托疮生肌，利水消肿。

（九）临床感悟

人参生津、补气，可治疗心下痞满。现代人参运用较多，我们临床需多加辨证。

（十）医案

石应轩医案：四逆汤合生脉饮加生龙骨、生牡蛎治心悸

刘某，60 岁。2006 年 8 月 12 日初诊。

曾有心房纤颤病史，3 个月前不慎摔倒，经某市医院检查，X 线检查诊断腰椎轻微骨折，嘱卧床休息，现已能起床运动。因头晕、心悸求诊，测血压 120/80 毫米汞柱，口中和，纳差、便溏、舌质淡、舌苔白，边有齿痕，脉沉弦微细，三五不调。

综合分析：据纳差、便溏、舌淡苔白，边有齿痕，脉沉弦微细，辨为太阴病，脉微提示阳气虚，脉细提示阴血不足。

处方：四逆汤合生脉饮加生龙骨、生牡蛎治疗。附子（先煎）10 克，干姜 10 克，党参 10 克，麦冬 10 克，五味子 10 克，生龙骨 15 克，生牡蛎 15 克，炙甘草 6 克。3 剂。

结果：服 3 剂后，头晕、心悸止，诸证消失。随访至今无复发。

二十七、黄芩

（一）性味

味苦，性寒。

（二）定性

少阳经、阳明经药物。

（三）历代本草论述

1.《神农本草经》：味苦，平。主诸热黄疸，肠澼泄痢，逐水，下血闭，恶疮疽蚀火。

2.《名医别录》：大寒，无毒。主治痰热，胃中热，小腹绞痛，消谷，利小肠，女子血闭、淋露、下血，小儿腹痛。

3.《药性论》：能治热毒，骨蒸，寒热往来，肠胃不利，破壅气。治五淋，令人宣畅，去关节烦闷，解热渴，治热腹中疞痛，心腹坚胀。

4.《日华子本草》：下气，主天行热疾，疔疮，排脓，治乳痈，发背。

（四）古方运用

1.治疗手足烦热（主要作用）：三物黄芩汤。

2.黄疸：如柴苓汤、柴胡茵陈五苓散。

3.肠澼下痢，清热燥湿止痢（最主要的作用）：如葛根芩连汤、黄芩汤。

4.淋露治淋，亦主下血：黄芩四两，细切，以水五升，煮取二升，分三服《千金翼方》。或是地肤子汤，药用地肤子三两，知母、黄芩、猪苓、瞿麦、枳实、升麻、通草、葵子、海藻各二两。上十味为末，以水一斗，煮取三升，分三服，大小便皆闭者加大黄三两。（《千金要方》卷二十一）

注解：一味黄芩可以止血，治疗阳明火毒出血。

5.消心下痞满（主要作用）：一般与黄连、半夏、人参同用，如半夏泻心汤。

6.治疗消谷善饥：《千金要方》四季三黄丸。

7. 揭洗方：大黄、黄芩、白蔹、芒硝各三分。

《千金》白蔹散：白蔹（炮）半两，当归（切，焙）半两，附子（炮裂，去皮脐）半两，黄芩（去黑心）一两，干姜（炮）一两，天雄（炮裂，去皮脐）一两，羊踯躅（蒸熟，炒干）半两。上为散。风，头项及面上白驳，渐长如癣，但白红色。每服半钱至一钱匕，酒调下，日三次。（《圣济总录》卷十八）

注解：揭洗方适用于疮疡红肿热痛者，相当于现在说的湿敷，疮疡红肿热痛，或是黄水淋漓分泌物多者适用。

8. 安胎：白术、黄芩，炒曲。上为末，粥丸，服。（《丹溪心法》）

注解：本方只对于热证适用，对于虚寒证不适用，虚寒者用黄芩保胎会导致堕胎。

9. 治崩中下血：黄连阿胶汤、黄连解毒汤，或是温清饮（四物汤加黄连解毒汤）。

黄芩为细末，每服一钱，烧秤锤淬酒调下。（《普济本事方》）

注解：这些都是针对阳证出血，如果四肢冷，脉沉弱的崩漏下血就要甘草干姜汤或是柏叶汤。

10. 清热治痛经：黄芩汤或是宣郁通经汤，药用白芍（酒炒）、当归（酒洗）、牡丹皮各五钱，山栀子炒三钱，白芥子炒、研二钱，柴胡、香附（酒炒）、川郁金（醋炒）、黄芩（酒炒）、生甘草各一钱。煎，连服四剂。治经行先痛，经来色紫有块，痛经每月如此者。（《傅青主女科》）

注解：本方为最简小柴胡汤（柴胡、甘草）加归、芍养血活血，通络调经，丹、栀、黄芩清热，柴胡、香附调气机，白芥子化痰通络，再加上芍药甘草汤止痛。如果不清热、顺气、通络、养血、活血，单纯止痛是没有效果的。

11. 治疗痰热，清经化痰汤：黄芩、栀子各4.5克，桔梗6克，麦冬（去

135

心），贝母、橘红、茯苓各9克，桑皮、知母、栝楼仁（炒）各3克，甘草1.2克。用水400毫升，煎至320毫升，食后服。（《杂病广要》引《医学统旨》）

（五）现代运用

1. 药对配伍

（1）黄芩配柴胡：退热和解少阳。

（2）黄芩配大黄、黄连：阳明热盛引起心悸、吐血、衄血。

（3）黄芩配麻黄、黄芪：益气散寒，清热除痹。

（4）黄芩配苦参、生地黄：四肢烦热。

（5）黄芩配干姜、半夏：心下痞满。

2. 名医用药心得

（1）张百铭经验：用三物黄芩汤治疗系统性红斑狼疮性肢痛，重用黄芩60克，并随症配伍其他药物。

（2）阎保祥经验：用黄芩20克，白茅根25克，水煎服。治疗实证、热证鼻衄，效果显著。

（六）临证要点

1.应用指征：心下痞，发热，出血，下利，黄疸属于实证热证者。

2.用量：10～30克。

3.禁忌：虚寒、水饮证不能用。

（七）小方拾遗

1.三物黄芩汤：黄芩一两，生地黄四两，苦参二两。上三味，以水八升，煮取二升，温服一升。四肢苦烦热。（《金匮要略》）

注解：本方应用于四肢烦热，夏季热，失眠，皮肤痒。

2.黄芩麻黄汤：葛根半两，橘皮半两，杏仁（生）半两，麻黄半两，知母半两，黄芩半两，甘草半两。上咬咀。水二升，煮八合，去滓，温温分减服之。呕吐先定，便宜消息。冬温未至发病，至春被积寒所折不得发，至夏得热，其春寒解，冬温毒始发于肌中，斑烂瘾疹如锦纹，咳闷呕吐清水。（《伤寒总病论》卷四）

注解：麻黄、葛根发汗解表，有葛根汤之义；黄芩、知母清阳明里热；橘皮、杏仁止咳；甘草和中。

（八）临床感悟

"黄芩人"多半面油腻，面红光亮，口唇深红，舌质红，脉滑数。黄芩治疗热性关节痛、热性痛经疗效好，尤其是用黄芩汤原方效果更佳，笔者临床中体会颇多。

（九）医案

葛根芩连汤加味治疗腹泻

张某，男，70岁，四川绵阳松垭镇人。2019年12月3日初诊。

患者严重腹泻来就诊。患者矮个子，体型中等，昨晚开始腹泻，一晚十多次，腹痛，舌体瘦小，舌质鲜红，舌苔薄黄，口干口苦，肛门灼热，伴有胃脘灼热，嗳气，纳差，烦躁，脉浮细数。

辨证：阳明湿热证。

处方：葛根芩连汤加味。葛根30克，黄芩12克，黄连6克，炙甘草10克，栀子10克，淡豆豉6克，防风（后下）10克，广藿香（后下）10克，木瓜20克，炒山楂20克，蒲公英30克，秦皮20克。1剂，煎煮一次分四次喝完。

12月4日二诊：患者说效果可以，腹泻减至四五次，胃脘灼热消失。一诊处方去掉栀子豉汤加石榴皮。

处方：葛根30克，黄连6克，黄芩12克，炙甘草10克，木香10克，二芽（麦芽、谷芽）各30克，山楂20克，炒扁豆10克，仙鹤草30克，石榴皮10克。1剂，煎煮方法同一诊。

12月6日三诊：患者基本痊愈，予二诊处方再抓一剂善后。

二十八、黄连

（一）性味

味苦，性寒。

（二）定性

阳明经药物。

（三）历代本草论述

1.《神农本草经》：味苦，寒。主热气，目痛，眦伤泣出，明目，肠腹痛下利，妇人阴中肿痛。

2.《名医别录》：微寒，无毒。主治五脏冷热，久下泄澼脓血，止消渴大惊，除水利骨，调胃厚肠，益胆，疗口疮。

3.《本草纲目》：泻肝火，去心窍恶血，止惊悸。

4.《日华子本草》：治五劳七伤，益气，止心腹痛、惊悸、烦躁、润心肺、长肉、止血，并疮疥、盗汗、天行热疾。猪肚蒸为丸，治小儿疳气。

（四）古方运用

1. 肠澼下痢，厚肠止痢：葛根芩连汤、乌梅丸，或是《千金》连梅汤（黄连、乌梅），或是连梅汤合理中汤。附子同黄连同用，治疗厥阴寒热错杂，久泻久利。

2. 治疗心烦不得眠（最主要作用）：黄连阿胶汤，三黄泻心汤。

3. 消心下痞满：一般与黄芩、半夏同用，如半夏泻心汤系列。

4. 止消渴："三消"从火论治，如《千金要方》四季三黄丸。

5. 明目，治疗热气目痛，阳明证：《千金》洗眼汤，药用秦皮、黄柏、决明子、黄连、黄芩、蕤仁各 9 克，栀子 7 枚，大枣 5 枚。

注解：本方治疗阳明火毒引起的眼睛红肿热痛。

6. 治大热盛，烦呕，呻吟，错语，不得卧：黄连三两，黄芩、黄柏各二两，栀子（擘）十四枚。上四味，切，以水六升，煮取二升，分二服。忌猪肉、冷水。（《外台秘要》黄连解毒汤）

7. 治呕吐酸水，脉弦迟者：人参、白术、干姜、炙甘草、黄连，水煎服。（《症因脉治》连理汤）

注解：治疗厥阴证，理中汤为主，稍佐黄连。

注解：本方治疗厥阴下利病证。

8. 治口舌生疮：黄连煎酒，时含呷之（《肘后备急方》），或是黄连升麻散，药用升麻45克，黄连23克。治口热生疮。上为末，绵裹，含咽汁。（《千金要方》卷六）

注解：本方为二陈汤加枳实、黄连。

9. 黄连膏：黄连 9 克，当归尾 15 克，生地黄 30 克，黄柏 9 克，姜黄 9 克。用香油 360 克，将药煠枯，捞去滓；下黄蜡 120 克溶化尽，用夏布将油滤净，倾入瓷碗内，以柳枝不时搅之，候凝为度。清火解毒。治肺经壅

热，上攻鼻窍，聚而不散，致生鼻疮，干燥肿疼，皮肤湿疹，红肿热疮，水火烫伤，乳头碎痛。涂抹患处。(《医宗金鉴》卷六十五)

10. 白蔹散：白蔹一分，黄连(去须)一分，龙骨一分，乌贼鱼骨一分，赤石脂一分。上为细散。聤耳，出脓血不止。每用一钱，绵裹塞耳中。(《太平圣惠方》卷三十六，名见《圣济总录》卷一一五)

（五）现代运用

1. 药对配伍

（1）黄连配黄芩、大黄：心悸，出血。

（2）黄连配干姜：心下痞满。

（3）黄连配乌梅：久痢。

（4）黄连配葛根、黄芩：湿热下利。

（5）黄连配升麻：口疮。

（6）黄连配栝楼根、知母：消渴。

（7）黄连配紫苏叶：胃热呕吐。

（8）黄连配半夏、栝楼皮：心下痛。

（9）黄连配吴茱萸：反酸。

2. 名医用药心得

（1）仝小林经验：重用黄连20～90克治疗糖尿病取得非常好的临床效果。

（2）王玉玲经验：黄连配甘草治疗小儿夜啼、口疮。

（六）临证要点

1. 应用指征：心下痞满，出血，烦躁，湿热下利，疮疡红肿热痛。

2. 用量：10～30克。

3.禁忌：虚寒者不能用，或是搭配干姜、肉桂、附子使用。

（七）小方拾遗

1.大黄黄连汤：治心下痞，按之濡，其脉关上浮者，大黄二两，黄连一两。上二味，以麻沸汤二升渍之，须臾绞去滓，分温再服。（《伤寒论》大黄黄连泻心汤）

2.左金丸：黄连六两，吴茱萸一两或半两。上为末，水丸或蒸饼丸。白汤下五十丸。主治肝火旺。（《丹溪心法》左金丸，一名回令丸）

3.交泰丸：生川连 1.5 克，肉桂心 15 克。上二味，研细，白蜜为丸。交通心肾，清火安神。治心火偏亢，心肾不交，怔忡，失眠。每服 1.5～2.5 克，空腹时用淡盐汤下。（《韩氏医通》卷下）

（八）相近药物鉴别

黄芩与黄连都是苦寒药物，黄芩清热燥湿，消痞，明目，止痢，止消渴；黄连清心除烦安神，治口疮，清热安神清心火。

黄芩与柴胡和解少阳，清肺热。

（九）临床感悟

黄连主治心烦，主要用于精神障碍，如焦虑不安、紧张、强迫、起卧不安、入睡困难、心悸、心慌等症状。它主治的烦躁与黄芩不一样，黄芩的烦躁主要是手足烦热。使用黄连的人，一般面红，舌质红或是舌质暗红，舌苔苍老，或红或薄黄或黄腻几种情况，胃口都比较好。

（十）医案

外台茯苓饮合方治疗胃胀与胃灼热

吴某，男，70 岁。2017 年 4 月 17 日初诊。

主诉：胃痛，胃胀，胃脘发热 10 余天。

病史：患者 10 天前出现胃痛，胃脘胀，胃脘发热，四处治疗没有效果，听人介绍前来治疗。现症见瘦高个子，面黄，神差。胃脘胀痛，发热，舌质红，舌苔薄而黄腻，口臭。纳差，腹胀，不能吃冷的，吃冷的腹痛，口不干，口不苦，大便干，小便正常。伴有失眠，脉沉而滑数。

辨证：厥阴证。

处方：法半夏 30 克，干姜 10 克，党参 12 克，茯苓 20 克，枳实 25 克，生白术 30 克，黄芩 15 克，黄连 10 克，厚朴 40 克，乌贼骨 30 克，炒莱菔子 40 克，大黄 6 克。3 剂。

二诊：心下痞满减轻，胃脘痛减轻，发热减轻，大便稀溏，饭量增加少许，失眠，还是腹胀，嗳气，舌质淡，舌苔水滑，右脉沉滑，左脉弦滑。

辨证：太阴痰湿水饮气郁证。

处方：外台茯苓饮合桂枝生姜枳实汤、橘枳姜汤。茯苓 40 克，党参 15 克，生白术 40 克，枳实 30 克，陈皮 40 克，生姜 20 克，炒莱菔子 40 克，桂枝 10 克。3 剂。

三诊：胃胀减轻很多，胃痛消失，胃酸消失，失眠消失。还有咳嗽，有白色泡沫痰，咽喉有异物感，二便正常，舌质暗，舌苔淡白多津水滑，有齿痕，口中和，右脉沉滑，左脉沉。

辨证：太阳表虚合并太阴痰饮证。

处方：半夏厚朴汤合外台茯苓饮。半夏 30 克，厚朴 40 克，茯苓 40 克，苏梗 20 克，生姜 10 克，党参 15 克，炒白术 30 克，枳实 20 克，陈皮 40 克。6 剂善后。

二十九、知母

（一）性味

味苦，性寒。

（二）定性

阳明经药物。

（三）历代本草论述

1.《神农本经》：味苦，寒。主治消渴热中，除邪气，肢体浮肿，下水，补不足，益气。

2.《名医别录》：主治伤寒久疟烦热，肋下邪气，膈中恶，及风汗内疸，多服令人泄。

3.《本草纲目》：肾苦燥，宜食辛以润之；肺苦逆，宜食苦以泻之。知母之辛苦寒凉，下则润肾燥而滋阴，上则清肺金泻火，乃二经气分药也；黄柏是肾经血分药，故二药必相须而行，昔人譬之虾与水母，必相依附。

4.《本经逢原》：知母，《本经》言除邪气肢体浮肿，是指湿热水气而言。故下文云下水，补不足，益气，乃湿热相火有余，烁灼精气之候。故用此清热养阴，邪热去则正气复矣。

（四）古方运用

1. 汗出烦躁（最主要作用）：如白虎汤、白虎加人参汤。

2. 肢体浮肿，下水：如桂枝芍药知母汤；或是桂枝去芍药加麻黄附子细辛汤加知母就是陈修园的消水圣愈汤。

3. 滋阴清虚热，泻无根之火：大补阴丸。

4. 治疗消渴：生山药一两，生黄芪五钱，知母六钱，生鸡内金（捣细）二钱，葛根半钱，五味子三钱，天花粉三钱。水煎服。（《医学衷中参西录》玉液汤）

5. 伤寒久疟，治温疟壮热，不能食：知母、鳖甲（炙）、地骨皮各三两，常山二两，竹叶（切）一升，石膏（碎）四两。上六味切，以水七升，煮取二升五合，去滓，分三服。忌蒜、猪肉、苋菜、生葱、生菜。（《延年方》知母鳖甲汤）

6. 治气虚劳伤，面黄肌瘦，气怯神离，动作倦怠，上半日咳嗽烦热，下午身凉气爽，脉数有热者。知母三钱，黄柏三钱，人参二钱，麦冬五钱，广皮一钱，甘草五分，水煎服。（《症因脉治》知柏参冬饮）

7. 大柴胡加葳蕤知母汤：柴胡半斤，黄芩三两，芍药三两，半夏半升，生姜五两，大黄一两，甘草一两，人参三两，葳蕤二两，知母二两。伤寒七八日不解，默默心烦，腹中有干粪，谵语。（《千金要方》）

注解：本方证为大柴胡汤的适应证加津亏内热。

8. 治肺劳实热，面目苦肿，咳嗽喘急，烦热颊赤，骨节多痛，乍寒乍热：知母、贝母（去心膜）、杏仁（去皮尖，炒）、甜葶苈（略炒）、半夏（汤泡七次）、秦艽（去芦）、橘红各一两，甘草（炙）半两。上细切，每服四钱，水一盏半，姜五片，煎至八分，去滓温服，不拘时候。（《济生方》二母汤）

注解：本方治疗痰热咳嗽。

（五）现代运用

1. 药对配伍

（1）知母配石膏：清热除烦。

（2）知母配贝母：痰热咳嗽。

（3）知母配山药、五味子：津亏血糖高。

（4）知母配百合：清热除烦，镇静安神。

2. 名医用药心得

（1）时逸人经验：运用知母通便。

（2）胡建华经验：知母不仅清热，还有良好的镇静安神作用。

（六）临证要点

1. 应用指征：烦躁，黄痰咳嗽，水肿，舌红，面色萎黄。

2. 用量：10～30 克。

3. 禁忌：虚寒大便溏稀者。

（七）小方拾遗

百合知母汤：百合（擘）七枚，知母（切）三两。先以水洗百合，渍一宿，当白沫出，去其水，更以泉水二升，煎取一升，去滓；别以泉水二升煎知母，取一升，去滓；后合和，煎取一升五合，分温再服。百合病，发汗后者。

注解：本方治疗阳明里虚热的精神神经症状，表现为口苦，小便黄，脉细数，烦躁。

（八）临床感悟

知母主治多汗而烦躁，很多医生不太重视它利水消肿的功效，陈修园的消水圣愈汤，就是桂枝去芍药加麻黄附子细辛汤加知母而成的。

（九）医案

胡希恕医案与临证心得

徐某，男，19 岁。1966 年 2 月 15 日初诊。左足肿痛已五六年，近 2 年加重。经 X 线检查，证实为跟骨骨质增生。现症见左足肿痛，怕冷，走路则痛甚，不思饮，苔薄白，脉沉弦。此风湿属太阳少阴合病，为桂枝芍药知母汤方证。

处方：桂枝 12 克，麻黄 6 克，白芍 9 克，知母 12 克，生姜 12 克，川附子 6 克，防风 12 克，苍术 12 克，炙甘草 6 克。

结果：上药服 7 剂，左足跟痛减，走路后仍痛，休息后较治疗前恢复快。增川附子为 9 克继服，1 个月后左足跟肿消，疼痛已不明显。

三十、黄柏

（一）性味

味苦，性寒。

（二）定性

阳明湿热药物。

（三）历代本草论述

1.《神农本草经》：主五脏肠胃中结热，黄疸，肠痔；止泄痢，女子漏下赤白，阴伤蚀疮。

2.《名医别录》：疗惊气在皮间，肌肤热赤起，目热赤痛，口疮。

3.《本草拾遗》：主热疮疱起，虫疮，痢，下血，杀蛀虫；煎服，主消渴。

4.《日华子本草》：安心除劳，治骨蒸，洗肝，明目，多泪，口干，心热，杀疳虫，治蛔心痛，疥癣。蜜炙治鼻洪，肠风，泻血，后分急热肿痛。

（四）古方运用

1. 止泄痢，清热燥湿止痢：如白头翁汤。

2. 祛黄，清热燥湿退黄疸：如栀子柏皮汤。

3. 阳明湿热下注引起的痿痹证：如四妙丸。

4. 降阴火、补肾水：黄柏（炒褐色）、知母（酒浸，炒）各四两，熟地黄（酒蒸）、龟板（酥炙）各六两。上为末，猪脊髓、蜜丸。服七十丸，空心盐白汤下。（《丹溪心法》大补阴丸）

5. 治男子阴疮损烂：煮黄柏洗之，又白蜜涂之，黄连、黄柏等分，末之，煮肥猪肉汁，渍疮讫，粉之。（《补辑肘后方》）

6. 降心火，益肾水：封髓丹，药用黄柏三两，砂仁一两半，甘草一两。上为细末，稀糊为丸，如梧桐子大。每服五丸，用肉苁蓉半两，切碎，用酒一大盏，浸一宿，次日早空心煎三四沸，去滓，以清酒送下。（《奇效良方》封髓丹）

注解：本方治疗虚火上浮引起的各种症状，多与潜阳丹合用。

7. 治口中及舌上生疮，捣黄柏含之。（《千金要方》）

8. 唇疮痛痒：黄柏末，以野蔷薇根捣汁调涂。（《圣济总录》）

9. 黄柏黑散：黄柏（炙）30 克，釜底墨 1.2 克。上二味，捣和为散。治小儿脐中有渗出液，久不愈。（《外台秘要》卷三十六引《古今录验》）

10. 含黄柏煎：黄柏（锉）一两，乌豆一升。上以水二升半，煎至五合，去滓，入寒食饧一两，蜜一两、龙脑少许，更煎稀调得所。口舌生疮，赤肿疼痛。（《太平圣惠方》卷三十六）

11. 黄柏散：鸡子壳、黄柏、朴消、大黄、寒水石各等分。上为细末，白水调涂，烫伤。(《世医得效方》卷十九)

（五）现代运用

1. 药对配伍

（1）黄柏配黄连、黄芩、栀子：湿热黄疸。

（2）黄柏配苍术、薏苡仁：湿热痹证。

（3）黄柏配白头翁、秦皮：湿热下痢，湿热带下。

（4）黄柏配砂仁、甘草：虚火上浮。

2. 名医用药心得

（1）李可经验：在临床时，处处保护人的阳气，处处保护人的脾胃，黄柏、黄连、黄芩多用酒炒，中病即止。

（2）吴元生经验：用封髓潜阳丹加味治疗牙痛效果好。

（六）临证要点

1. 应用指征：下利，黄疸，带下，痔疮，皮肤湿痒，有分泌物者，口疮属于湿热者。

2. 用量：10～20克，外用适量。

3. 禁忌：虚寒者不能用。

（七）小方拾遗

1. 赴筵散：由黄连、黄柏、黄芩、栀子、细辛、干姜组成，功能清热消肿止痛，主治口疮。上为细末。先用米泔水漱口，后搽药于患处，或吐或咽不拘。(《万病回春》)

注解：黄连、黄芩、黄柏、栀子是黄连解毒汤，针对阳明火毒证，少佐细辛辛温，寒温同用，治疗厥阴证引起的口疮效果独特。

2.青黄散：黄柏（蜜炙赤）9 克。青黛 0.3 克。上药为末。治口疮。频擦患处。（《仙拈集》卷三）

（八）相近药物鉴别

知母、黄柏两药都可以清热燥湿。知母可滋阴去虚热，去水肿；黄柏可去黄疸，燥湿止痒。

（九）临床感悟

黄柏适用于湿热引起舌红，舌苔黄腻，分泌物黄而且稀，小便短赤不利，食欲正常者。黄柏久服会降低食欲，损伤脾胃。

（十）医案

当归拈痛丸合四妙散治疗膝关节前后发麻

刘某，四川广元旺苍人，2020 年 6 月 1 日初诊。

膝关节及腘窝麻木难受，有虫行感，温度一高则加重，现已六七年。六年前出现这种症状，开始没有在意，后来越来越重影响睡眠，通过微信求治疗。现症见体型瘦小，面青黄。膝关节不舒服，甚至包括腘窝，麻木难受，在睡觉或是温度高的地方就更加明显。不怕冷，不发热，出汗正常，舌质红，舌苔薄黄，口臭，饮食正常。小便黄赤，大便每日 1 次，偏稀，有时三四次，阴囊潮湿，小腿无力，无脉诊。

辨证：阳明湿热太阴寒湿。

处方：当归拈痛丸合四妙散。当归 20 克，茵陈 30 克，羌活 10 克，防风 10 克，党参 10 克，猪苓 20 克，炒苍术 15 克，泽泻 20 克，茯苓 30 克，牛膝 30 克，薏苡仁 60 克，酒黄柏 15 克，萆薢 30 克。4 剂。每剂煎煮 1 次，分4次服完。

6月8日二诊：微信反应效果非常好，一诊处方薏苡仁加20克，6剂。

6月15日三诊：临床症状消失，因工作煎煮药物不便，要求药丸治疗，薏苡仁加到100克，6剂做成药丸，每次6克，并要求少饮酒，少食辛辣的东西，才能不复发。

三十一、白术

（一）性味

味苦，性温。

（二）定性

太阴经药物。

（三）历代本草论述

1.《神农本草经》：味苦，温。主风寒湿痹，死肌痉疸，止汗，除热，消食。

2.《名医别录》：味苦，甘。主大风在身面，风眩头痛，目泪出，消痰水，逐皮间风水结肿，除心下急满及霍乱吐不止，利腰脐间血。益津液，暖胃，消谷嗜食。

3.《药性论》：主大风顽痹，多年气痢，心腹胀痛，破消宿食，开胃，去痰诞，除寒热，止下泄。主面光悦，驻颜去皯。治水肿胀满，止呕逆，腹内冷痛，吐泻不住，及胃气虚冷痢。

（四）古方运用

1.利水消肿：如五苓散。

2. 止痛（主要作用）。白术苦温，苦温能燥湿，治疗寒湿痹证，和附子配伍更加相得益彰。附子助白术温燥，白术助附子利湿同时生津，防止温燥太过，如甘草附子汤、白术附子汤。

3. 死肌痉疸：白术温燥寒湿去皮肤水湿，可以治疗死肌麻木，同时利水除湿，可以治疗黄疸。如越脾加术汤。

4. 止汗：白术末，饮服方寸匕，日二服（《千金要方》），或是牡蛎白术散，药用牡蛎（煅）三分，白术二两一分，防风（去叉）三两半。上为细末。治风虚，多汗少气，汗出如洗，少者痿劣。（《奇效良方》）

5. 消食，除湿开胃，化水湿痰涎：如外台茯苓饮。

6. 风眩头痛，平眩（最主要的作用）：消水湿上泛头昏眩，白术为治疗眩晕药，如真武汤、白术附子汤。或是治忽头眩晕，经久不差，四体渐羸，食无味，好食黄土，白术三斤，曲三斤。上二味捣筛酒和，并手捻丸如梧子，暴干。饮服二十枚，日三。忌桃、李、雀肉等。（《外台秘要》）

7. 除心下结满及霍乱吐不止，温中燥湿止呕吐，暖胃，如理中汤。

8. 利腰脐间血，除湿利水湿，治疗寒湿积聚腰疼，如肾着汤，或是白术汤，药用白术（净）八钱，生薏米七钱。水煎服。主治腰湿痛，如击重物。如系寒湿，去薏米，加干姜一钱。（《不知医必要》卷二）

注解：肾着汤是太阴寒湿加水饮腰痛；如果单纯的水饮所致腰痛则用生白术和薏苡仁，尤其重要的是生白术。

9. 消心下痞满：枳实与白术并用，攻补兼施，如枳术丸。

10. 服食滋补，止久泄痢，七味白术散，或是上好白术十两，切片，入瓦锅内，水淹过二寸，文武火煎至一半，倾汁入器内，以渣再煎，如此三次，乃取前后汁同熬成膏，入器中一夜，倾去上面清水，收之。每服二三匙，蜜汤调下。（《千金良方》白术膏）

11.白术酒：白术（捣碎）三两，黑豆（炒令熟）三两。妇人中风，口噤，言语不得。以酒四升，煎至二升，去滓，分温四服，拗开口灌之。（《太平圣惠方》卷六十九）

（五）现代运用

1.药对配伍

（1）白术配附子：治疗痹证，眩晕。

（2）白术配苍术：燥湿。

（3）白术配人参、茯苓：补气。

（4）白术配茯苓、桂枝：利水。

（5）白术配枳实：消痞除满。

（6）白术配牡蛎、防风：多汗。

（7）白术配甘草、干姜、茯苓：肾着腰痛。

（8）白术配桑寄生、阿胶：安胎。

2.名医用药心得

（1）魏龙骧经验：生白术治疗便秘，少则50～100克，多则200～250克，少佐升麻，有升清降浊之义。

（2）顾丕荣经验：治疗脾虚的肝病，白术大剂量60～100克，中剂量30～60克，小剂量15～30克。

（3）李克绍经验：用《近效方》白术附子汤治疗肩周炎，白术生用、重用，少则30克，多则90克。

（六）临证要点

1.应用指征：头晕，出汗，痹证，腹胀，胎动，水饮，舌质白，舌苔白。

2. 用量：10～150 克。

3. 用法：白术炒用燥湿，温补；生则生津，通便。

（七）小方拾遗

1. 治老小虚汗：白术五钱，小麦一撮，水煮干，去麦为末，用黄芪汤下一钱。（《全幼心鉴》）

2. 白术酒：白术一两，独活一两。上为粗散。以酒二大盏，煎至一大盏，去滓，分温二服，拗开口灌之。妊娠中风痉，通身强直，口噤不开。（《太平圣惠方》卷七十四）

3. 寿胎丸：菟丝子（炒炖）120 克，桑寄生 60 克，川续断 60 克，真阿胶 60 克。上药将前三味轧细，水化阿胶和为丸，每丸重 0.3 克。每服 20 丸，开水送下，日服二次。补肾，安胎。治肾虚滑胎及妊娠下血，胎动不安，胎萎不长者。（《医学衷中参西录》）

4. 清带汤：生山药 30 克，生龙骨（捣细）18 克，生牡蛎（捣细）18 克，海螵蛸（去净甲，捣）12 克，茜草 9 克。水煎服。治妇女赤白带下。（《医学衷中参西录》）

（八）临床感悟

白术主治肿与痛，治疗水肿与茯苓、泽泻搭配，治疗疼痛多与附子搭配。白术与黄芪都可以治疗水肿，白术治疗的是里水，患者可能多汗也可能无汗，黄芪治疗的水肿是在表之水，患者多汗伴有疲倦，疗效佳。

（九）医案

五苓散重用白术治疗干燥伴有便秘。

霍某，女，50 岁，四川绵阳涪城区人。2020 年 4 月 25 日初诊。

面干，眼睛干，伴有便秘多年，加重几个月。患者既往患有干燥综合征，四处治疗效果不好，听人介绍前来我处治疗。现症见中等个子，中等体型，面白。整个面部干燥，眼睛干燥，口干欲饮，每次喝水不多，饮后不解渴。同时有大便不好解，2～3 天解一次，需要用开塞露，但是解出来的大便成形，不干不稀，有点粘厕所。腹胀，吃东西后下午腹胀，食冷胃痛。舌质淡，舌苔白腻，有齿痕，脉沉弦。

辨证：太阴水饮不气化，津液不上承。

处方：五苓散。猪苓 20 克，茯苓 30 克，生白术 60 克，泽泻 30 克，桂枝 30 克，牡蛎 30 克。3 剂。每剂煎煮 1 次，分 3 次服完。

4 月 28 日二诊：服完 3 剂缓解非常多，其他同一诊，腹胀没有改变，在一诊基础上加橘皮 30 克，枳实 30 克，6 剂，煎煮方法同一诊。

5 月 5 日三诊：各种症状完全消失，患者要求散剂，去掉二诊处方中的牡蛎，再加肉桂打粉。

5 月 9 日四诊：患者说服用粉剂后，眼睛红肿、流泪、眵多，其他同二诊，可能是桂枝、肉桂一起用的原因，辨证为阳明湿热太阴寒湿，方用茵陈四苓散合《外台》眼赤饮 4 剂。

5 月 15 日五诊：眼睛红肿痛消失，三诊处方去肉桂打粉善后。

三十二、苍术

（一）**性味**

气味辛烈。

（二）**定性**

太阴经药物。

（三）历代本草论述

1. 陶弘景："除恶气。"

2. 刘完素："明目，暖水脏。"

3.《珍珠囊》：能健胃安脾，诸湿肿非此不能除。

4. 李杲："除湿发汗，健胃安脾，治痿要药。"

5. 朱震亨："散风益气，总解诸郁。"

6.《本草纲目》：治湿痰留饮，或挟瘀血成窠囊，及脾湿下流，浊沥带下，滑泻肠风。

（四）古方运用

1. 治脾胃不和，不思饮食，心腹胁肋胀满刺痛，口苦无味，呕吐恶心，常多自利：苍术（去粗皮，米泔浸二日）五斤，厚朴（去粗皮，姜汁制，炒香）、陈皮（去白）各三斤二两，甘草（炒）三十两。上为细末。每服二钱，以水一盏，入生姜二片，干枣两枚，同煎至七分，去姜、枣，带热服，空心食前；入盐一捻，沸汤点服亦得。（《太平惠民和剂局方》平胃散）

2. 治太阴脾经受湿，水泄注下，体微重微满，困弱无力，不欲饮食，暴泄无数，水谷不化，如痛甚者：苍术二两，芍药一两，黄芩半两。上锉，每服一两，加淡味桂半钱，水一盏半，煎至一盏，温服。（《素问病机气宜保命集》苍术芍药汤）

3. 治时暑暴泻，壮脾温胃，进美饮食，及疗饮食所伤，胸膈痞闷：神曲（炒）、苍术（米泔浸一宿，焙干）各等分为末。面糊为丸，如梧桐子大。每服三十丸，不拘时，米饮吞下。（《太平惠民和剂局方》曲术丸）

4. 治飧泄：苍术二两，小椒（去目，炒）一两。上为极细末，醋糊为丸，如桐子大。每服二十丸，或三十丸，食前温水下。一法恶痢久不愈者加桂。（《素问病机气宜保命集》椒术丸）

5.治膈中停饮，已成癖囊：苍术一斤，去皮，切，末之，用生麻油半两，水二盏，研滤取汁，大枣十五枚，烂者去皮、核，研，以麻汁匀研成稀膏，搜和，入白熟杵，丸梧子大，干之。每日空腹用盐汤吞下五十丸，增至一百丸、二百丸。忌桃李雀鸽。（《普济本事方》）

6.治脾经湿气，少食，湿肿，四肢无力，伤食，酒色过度，劳逸有伤，骨热：鲜白苍术（浸去粗皮，洗净晒干，锉碎，用米泔浸一宿，洗净）二十斤，用溪水一担，大锅入药，以慢火煎半干去渣，再入石楠叶（刷去红衣）三斤，用楮实子一斤，川归半斤，甘草（切，研）四两，同煎黄色，用麻布滤去渣，再煎如稀粥，方入好白蜜三斤，同煎成膏。每用好酒，空心食远，调三、五钱服，不饮酒用米汤。有肿气用白汤，呕吐用姜汤。（《活人心统》苍术膏）

7.治湿温多汗：知母六两，甘草（炙）二两，石膏一斤，苍术三两，粳米三两。上锉如麻豆大。每服五钱，水一盏半，煎至八九分，去滓取六分清汁，温服。（《类证活人书》白虎加苍术汤）

8.治四时温疫，头痛项强，发热憎寒，身体疼痛，及伤风、鼻塞声重、咳嗽头昏：苍术（米泔浸一宿，切，焙）五两，藁本（去土）、香白芷、细辛（去叶、土）、羌活（去芦）、川芎、甘草（炙）各一两。上为细末。每服三钱，水一盏，生姜三片，葱白三寸，煎七分，温服，不拘时。如觉伤风鼻塞，只用葱茶调下。（《太平惠民和剂局方》神术散）

（五）现代运用

1.药对配伍

（1）苍术配薏苡仁：湿热。

（2）苍术配玄参：血糖高。

（3）苍术配麻黄：发汗利水，治水肿。

（4）苍术配白术、茯苓：眩晕。

（5）苍术配黑芝麻：眼干涩。

（6）苍术配桂枝、附子：寒痹。

（7）苍术配石膏、秦艽：湿热痹。

（8）苍术配苦参、生地黄：祛风止痒。

2. 名医用药心得

（1）孙岱宗经验：用苍术散治疗小儿雀盲，药用生苍术 180 克，桑椹 120 克，制何首乌 90 克，北五味子 60 克。以上诸药制成散剂，每服 3～5 克，连服二旬痊愈。

（2）施今墨经验：善于应用药对降血糖，其中有玄参配苍术。

（六）临证要点

1. 应用指征：舌苔白腻，水饮多，不出汗，无阴虚，无燥热表现。

2. 用量：10～30 克。

3. 禁忌：阴虚燥热，舌红者不能用。

（七）小方拾遗

苍术丸：苍术 60 克，大枣 12 克。治疗饮癖，即常年饮浓茶，经常吐清水者。

（八）相近药物鉴别

苍术气味雄厚，较白术烈，燥湿化痰饮，能驱除秽浊恶气；白术可以生津通便，止汗。

（九）医案

五积散快速治愈痤疮

杨某，女，23岁，四川阳明经开区人。2019年9月20日初诊。

患者通过微信求诊于笔者，满脸痤疮，有三四个月之久，经多方治疗没有效果，听课后通过微信找笔者治疗。中等个子，体瘦，面白，面部非常多的痤疮，没有规律，一直都很多，怕冷，不出汗，饮食正常，二便正常，月经正常，舌紫暗，苔白，有齿痕，没有脉诊。

辨证：太阳太阴证。

处方：五积散加减。麻黄8克，白芷20克，炙甘草10克，厚朴30克，橘皮20克，炒苍术20克，荆芥10克，防风10克，法半夏15克，茯苓20克，川芎20克，炒白芍12克，漏芦15克，白蔹15克。1剂浸泡1小时，大火煮开，小火煮40分钟，分4次服完。4剂。

9月28日二诊：患者拍面部照片发过来，非常高兴，言痤疮好了60%，一诊处方6剂。

10月25日三诊：患者痊愈，还有月经提前，颜色暗，口唇干，手足热，少腹冷，月经量少，白带多而清稀，怕冷，不出汗，脉诊没有。辨证为厥阴证，方用温经汤加减治疗。

三十三、前胡

（一）性味

味苦、辛，性微寒。

（二）定性

太阴经药物。

（三）历代本草论述

1.《名医别录》：主疗痰满胸胁中痞，心腹结气，风头痛，去痰实，下气。治伤寒寒热，推陈致新，明目益精。

2.《本草纲目》：清肺热，化痰热，散风邪。

3.《日华子本草》：治一切劳，下一切气，止嗽，破癥结，开胃下食，通五脏。主霍乱转筋，骨节烦闷，反胃，呕逆，气喘，安胎，小儿一切疳气。

4.《本草汇言》：散风寒、净表邪、温肺气，消痰嗽之药也。

（四）古方运用

1. 治痰，降气化痰止咳止喘：《千金》旋覆花汤药用旋覆花、细辛、前胡、茯苓、甘草各二两，生姜八两，桂心四两，半夏一升，乌头三枚。上九味㕮咀，以水九升，煮取三升，去滓，分三服。治胸膈痰结唾如胶，不下食者。

注解：本方对于顽固黏痰治疗效果很好，可以用附子代替乌头，组成姜附苓半汤，火神派方；用乌头更猛烈，需要注意，实践探索运用。

2. 消胸胁中痞满：小柴胡汤中前胡代替柴胡，或是《千金》大前胡汤。

《千金》大前胡汤：前胡半斤，半夏（洗）半升，生姜五两，枳实（炙）八片，芍药四两，黄芩三两，干枣（擘）十二枚。

注解：本方就是大柴胡汤，以前胡代替柴胡，很多时候前胡可以代替柴胡。

3. 心腹结气：《千金》前胡汤。前胡三两，黄芩一两，麦冬一两，吴茱萸一两，生姜四两，大黄一两，防风一两，人参二两，当归二两，甘草二两，半夏二两，杏仁四十枚。主治胸中久寒，痞实膈塞，胸痛，气不通利，三焦冷热不调，食饮极少无味，或寒热身重，卧不欲起。

注解：本方亦叫吴萸前胡汤。

4. 明目益精：《延年》眼赤饮，药用前胡、黄连、秦皮、黄芩、栀子仁各三两，决明子二两半，蕤仁（碎）一两，竹叶一升。

注解：本方治疗阳明火毒蕴结眼睛而红肿热痛。

5. 散风寒，净表邪，温肺气：如荆防败毒散。

6. 小儿夜啼：前胡不拘多少，为丸。每服一丸，每日三次。加至五六丸，以瘥为度。上药捣筛，炼蜜为丸，如大豆大。（《外台秘要》）

7. 治咳嗽涕唾稠黏，心胸不利，时有烦热，有阳明火郁咳嗽：前胡（去芦头）一两，麦冬（去心）一两半，贝母（煨微黄）一两，桑根白皮（锉）一两，杏仁（汤浸，去皮尖，麸炒微黄）半两，甘草（炙微赤，锉）一分。上药捣筛为散，每服四钱。以水一中盏，入生姜半分，煎至六分，去滓，不计时候，温服。（《太平圣惠方》前胡散）

8. 治胸中逆气，心痛彻背，少气不食方：前胡、甘草、半夏、芍药各二两，黄芩、当归、人参、桂心各一两，生姜三两，大枣三十枚，竹叶一升。上十一味㕮咀，以水九升，煮取三升，分四服。（《千金要方》）

注解：本方是柴胡桂枝汤加前胡、当归、竹叶而成，亦名竹叶前胡汤。

9. 前胡汤：治肝实热、目痛、胸满、气急塞，泻肝。前胡、秦皮、细辛、栀子仁、黄芩、升麻、蕤仁、决明子各三两，苦竹叶（切）一升，车前叶（切）一升，芒硝三两。上十一味㕮咀，以水九升，煮取三升，去滓，下芒硝，分三服。又：一方有柴胡三两，共十二味。（《千金要方》）

注解：前胡明目益精，细辛反佐同时是风药，目病多用风药，这是古方的惯例。秦皮、栀子仁、升麻、蕤仁、决明子、竹叶、车前草清热明目解毒，芒硝攻下积滞，阳明火郁眼睛痛，胸满，气急。

（五）现代运用

1. 药对配伍

（1）前胡配黄芩：和解少阳。

（2）前胡配旋覆花：降逆化水饮。

（3）前胡配黄芩、浙贝母：热咳。

（4）前胡配决明子、车前子：明目。

2. 名医用药心得

（1）郭永来经验：前胡止咳方治疗久咳不愈，快捷神效。

（2）许尤佳经验：擅长用二前汤，降气化痰，宣肺止咳，专治咳嗽，不分寒热。

（六）临证要点

1. 应用指征：少阳不解，胸肋苦满，水饮，虚弱者。

2. 用量：10～30 克。

（七）临床感悟

前胡与柴胡都能治疗寒热往来、胸肋苦满。不同的是前胡药性下降，柴胡药性向外向上升散；柴胡苦泻，前胡甘淡补益；柴胡泻热，前胡利水。

（八）医案

柴胡桂枝汤治疗虚人反复感冒

高某，女，80 岁，四川绵阳江油人。2018 年 10 月 10 日初诊。

患者因为反复感冒，发热，汗出，一身疼痛前来就诊。患者特别容易感冒，每次感冒都缠绵很久才愈，服西药效果不好，服中药后副作用大，也找不到适合她的医生，异常痛苦。她孙女是笔者广义经方班的学生，特地说服她婆婆，前来治疗。

现症如下：中等个子，瘦弱体质，面青黄。发热，出汗，怕冷，一身疼痛，想喝水，饮食不佳，大便有时干，有时又容易腹泻，或是微泄不好解，嗳气为舒，话语多，舌质淡，舌苔白嫩微黄，口干口苦，脉弦滑数。

分析：体瘦弱，面青，话语多，脉弦，柴胡体质；体弱，反复感冒，爱发热，爱出汗，桂枝体质。如果用六经辨证，发热，怕冷，出汗多，太阳表虚，方用桂枝汤；发热，口干，口苦，舌质淡，舌苔薄黄，脉弦，少阳火郁，方用小柴胡汤。

处方：北柴胡根 30 克，黄芩 12 克，法半夏 15 克，党参 12 克，生姜 12 克，大枣 15 克，桂枝 20 克，白芍 20 克。3 剂，1 剂浸泡 40 分钟，大火煮开，小火煮 30 分钟，去掉药渣，药水再次煮开 5 分钟，分 3 次服完。

10 月 14 日二诊：发热消失，一身疼痛，咳嗽，出汗，怕冷，口干，口苦，舌质淡，舌苔白嫩，脉弦滑数。辨证为太阳表虚少阳太阴证，一诊基础上加上厚朴、杏仁、前胡，治疗太阴痰湿咳嗽。

处方：北柴胡根 25 克，酒炒黄芩 12 克，法半夏 18 克，党参 12 克，生姜 12 克，大枣 10 克，桂枝 20 克，芍药 20 克，厚朴 20 克，杏仁 15 克，前胡根 30 克。3 剂。煎煮方法同一诊。

2019 年 4 月 5 日再次就诊，怕冷，出汗，一身疼痛，手肩膀疼痛，嗳气，吃饭差，口干口苦，头昏，心悸，疲倦，皮肤痒，见热更痒，舌质淡，舌苔白嫩，有牙齿痕迹，脉弦滑有力。

辨证：怕冷，出汗，一身疼痛为太阳表虚证；口干，口苦，头昏，脉弦为少阳证；心悸，疲倦，皮肤痒，舌质白嫩，有齿痕，脉滑有力，太阴水饮痰湿血虚，方用竹叶前胡汤，也就是柴胡桂枝汤加前胡、竹叶、当归。

处方：酒炒黄芩 15 克，生姜 12 克，党参 12 克，法半夏 15 克，桂枝 20 克，白芍 20 克，前胡根 30 克，竹叶 10 克，当归 12 克，炙甘草 10 克。

3 剂。煎煮方法同上。

后来患者发病次数减少了，身体素质变好了，但是还是时不时地发病，方证基本一致，不用过多辨证，每次都是柴胡桂枝汤或是竹叶前胡汤，效果均好。

三十四、柴胡

（一）性味

味苦，性平。

（二）定性

少阳经药物。

（三）历代本草论述

1.《神农本草经》：味苦平。主心腹，去肠胃中结气，饮食积聚，寒热邪气。

2.《名医别录》：微寒。除伤寒心下烦热，诸痰热结实，胸中邪逆，五脏间游气，大肠停积，水胀及湿痹拘挛。

3.《药性论》：治热劳骨节烦疼，热气，肩背疼痛，宣畅血气，劳乏羸瘦。主下气消食，主时疾内外热不解，单煮服。

4.《日华子本草》：补五劳七伤，除烦止惊，益气力；消痰止嗽，润心肺，填精补髓；天行温疾热狂乏绝，胸胁气满，健忘。

（四）古方运用

1.胸肋苦满（最主要的作用），诸痰热结实胸中邪逆，肠胃结气，饮食积聚：如小柴胡汤，大柴胡汤。

2. 疏肝理气治疗气郁：如四逆散。

3. 和解少阳，少阳中风，两耳无所闻，目赤，胸中满而烦：如小柴胡汤。

4. 治黄疸：如柴苓汤、柴胡茵陈五苓散。

5. 清热除烦止惊恐：如柴胡加龙牡汤。

6. 治疗热入血室：如小柴胡汤。

7. 止咳：尤其是久咳，小柴胡汤加减化裁。

8. 和解退热：如柴胡桂枝汤。

9. 治积热下痢：柴胡、黄芩等分。半酒半水，煎七分，浸冷，空心服之。（《济急仙方》）

10. 治荣卫不顺，体热盗汗，筋骨疼痛，多困少力，饮食进退：柴胡二两，鳖甲二两，甘草、知母各一两，秦艽一两半。上五味杵为末。每服二钱，水八分，枣二枚，煎六分，热服。（《博济方》柴胡散）

11. 柴胡竹茹汤：柴胡、黄芩、半夏、竹茹、知母、甘草。上锉。伤寒潮热作渴，呕逆不止。加生姜一片，水煎服。（《古今医鉴》卷三）

注解：本方就是小柴胡汤加竹茹、知母清热止呕。

12. 腹痛：柴胡桂枝汤，小柴胡汤。

（五）现代运用

1. 药对配伍

（1）柴胡配黄芩：和解少阳。

（2）柴胡配桂枝：解表退热。

（3）柴胡配芍药：疏肝柔肝。

（4）柴胡配葛根：解表解肌。

2. 名医用药心得

（1）马德孚经验：用小柴胡汤治疗热入血室。

（2）江尔逊经验：用柴陈泽泻汤治疗眩晕。

（六）临证要点

1. 应用指征：少阳不解，发热，胸胁胀满，脉弦，舌苔白。

2. 用量：10～60 克。

（七）相近药物鉴别

柴胡和前胡都可以治疗胸胁胀满，治疗咳嗽，有时可以互换。柴胡可以退热，止惊恐除烦，治疗黄疸；前胡可以明目，长于降逆化痰。

（八）临床感悟

柴胡应用于形体中等或是偏瘦、面青、少神、脉弦、对寒热甚至环境敏感或是过敏、话语多、心情差的人，不存在伤肝阴的说法。我用柴胡是北柴胡，基本都不用醋炒，哪怕长期服用。解表疏肝解郁 10 多克就可以，退热一般要 20～40 克。

（九）医案

柴胡加龙骨牡蛎汤合酸枣仁汤治疗睡眠障碍综合征

李某，女，55 岁，四川绵阳涪城区。2019 年 9 月 23 日初诊。

主诉：烦躁，惊恐，紧张，睡眠障碍一年多，加重两个月。

病史：患者一年前出现失眠，睡眠恐惧症，紧张烦躁，四处治疗没有效果，听人介绍前来诊所治疗。现症见高瘦个子，面青黄，疲倦，抑郁貌。头昏，头痛，太阳穴痛，爱生气，性格急躁，紧张，对睡眠恐惧；怕热，爱出汗，口干，口苦，舌质淡，舌苔白干，喝水不能渴，饮食正常，大便不成形，粘厕所，疲倦无力，一身沉重，脉沉弦数。

分析：体瘦高，面青黄，疲倦，焦虑面容，一看便知道用柴胡类方；然后用六经仔细推敲，口干，口苦，脉弦，舌质淡，疲倦，少阳热郁证；发热，出汗多，脉数，阳明里热证；一身沉重，大便不成形，太阴寒湿证。方用柴胡加龙骨牡蛎汤和解少阳，清阳明里热，化太阴寒湿；同时用酸枣仁汤合方治疗，一则患者长期睡眠不足，伤津消液，成为里虚热证（发热出汗，疲倦无力），酸枣仁汤一来可以清阳明里热，补津亏，补虚去劳；二来可以镇静，安神，缓解焦虑。

处方：北柴胡根 30 克，黄芩 20 克，太子参 15 克，炙甘草 10 克，生姜 15 克，大枣 10 克，龙骨 40 克，牡蛎 40 克，磁石 30 克，茯苓 30 克，桂枝 15 克，酸枣仁 30 克，川芎 15 克，知母 10 克。3 剂。1 剂浸泡 1 小时，大火煮开，小火煮 40 分钟，去药渣，药水再煮 5 分钟，分 6 次喝完。

9 月 29 日二诊：患者感觉有效果，继续治疗，症状同一诊，在一诊基础上太子参换成党参，酸枣仁改为 40 克，加大枣、浮小麦构成甘麦大枣汤，进一步缓解紧张。

10 月 10 日三诊：患者感觉非常好，二诊处方抓 3 剂，同时把她老公带介绍来看病。

三十五、柏子仁

（一）性味

味甘，性平。

（二）定性

阳明里虚热药物。

（三）历代本草论述

1.《神农本草经》：主惊悸，安五脏，益气，除湿痹。

2.《名医别录》：疗恍惚，虚损吸吸，历节，腰中重痛，益血止汗。

3.《药性论》：能治腰肾中冷，膀胱中冷脓宿水，兴阳道，去头风，主小儿惊痫。

4.《日华子本草》：治风，润皮肤。

（四）古方运用

1.治疗恍惚、惊悸，安五脏：补肝汤（《千金要方》），药用甘草、桂心、山茱萸各一两（《千金翼方》作乌头），细辛、桃仁（《千金翼方》作蕤仁）、柏子仁、茯苓、防风各二两，大枣二十四枚。上九味㕮咀，以水九升，煮取五升，去滓，分三服。

注解：柏子仁疏肝并且柔肝止痛，补益肝胆。

2.益血止汗（汗为心之液），戢阳气，止盗汗，进饮食，退经络热。新柏子仁（研）、半夏曲各二两，牡蛎（甘锅子内火煅，用醋淬七次，焙）、人参（去芦）、白术、麻黄根（慢火炙，拭去汗）、五味子各一两，净麸（慢火炒）半两。上八味为末，枣肉丸如梧子大。空心米饮下三五十丸，日二服。作散调亦可。（《普济本事方》柏子仁丸）

3.除湿痹，益气力：《千金》口耳僻方，药用防风、附子、葛根各二两，柏子仁、麻黄各三两，独活、生姜各四两，杏仁三十枚。

注解：麻黄、葛根、杏仁、附子相当于葛根汤加附子，祛太阳伏邪；加柏子仁益气补益、蠲痹；在诸多风药中润燥生津，防风、独活祛风。本方与小续命汤可以结合。

4.通便润燥，富含油脂：五仁丸或是柏子仁膏，药用柏子仁、松子仁、胡桃肉各等分。上药研膏，治小儿大便秘涩艰难。每服如弹子大，热

汤化下。未通再服。(《小儿卫生总微论》卷十六)

5.柔肝缓肝之急,柔肝止痛。叶天士用旋覆花汤加桃仁、柏子仁,止肋痛。

6.辛润通络法:旋覆花9克,红新绛5克,当归须9克,柏子仁12克,光桃仁12克,青葱管8根。(《临证指南医案·肋痛门》)

注解:本方是《金匮要略》旋覆花汤加当归须、柏子仁、光桃仁而成。这是叶天士治疗络病的惯用方法。

7.治血虚有火,月经耗损,渐至不通,羸瘦而生潮热,及室女思虑过度,经闭成痨:柏子仁(炒,另研)、牛膝、卷柏各五钱(一作各二两),泽兰叶、川续断各二两,熟地黄三两。研为细末,炼蜜和丸如梧桐子大。每服三丸,空腹时米饮送下,兼服泽兰汤。(《妇人大全良方》柏子仁)

8.柏子仁粥:柏子仁10~15克,粳米50~100克,蜂蜜适量。先将柏子仁去尽皮、壳、杂质,捣烂,同粳米煮粥,待粥将熟时,兑入蜂蜜,稍煮一二沸即可。润肠通便,养心安神。适用于心悸、失眠健忘、长期便秘或老年性便秘。(《粥谱》)

注解:本方可以通便、安神、益气力、止汗,治疗心悸。

9.柏子仁酒:柏子仁(生研)二两,鸡屎白(炒)二两,桂(去粗皮)二两,生姜(不去皮,切)一两。上为粗末,共炒令焦色,趁热投酒六升,候冷滤去滓。中风失音不语,每服七分一盏。空心、日午、夜卧服。(《圣济总录》卷七)

(五)现代运用

1.药对配伍

(1)柏子仁配酸枣仁:安神安眠

(2)柏子仁配旋覆花、当归须:止肋痛,辛润通络法。

2. 名医用药心得

王琦经验：用柏子仁兴阳道，治疗阳痿。

（六）临证要点

1. 应用指征：失眠，口眼㖞僻，风湿痹证，虚弱证，产津血亏便秘。

2. 用量：10～30 克。

（七）小方拾遗

1. 柏子仁散：柏子仁（研）三两，冬瓜子（炒）三两，冬葵子（炒）三两，白茯苓（去黑皮）三两。上为散。每服二钱匕，以温酒调服，食后、日午、临卧各一服。面皯疱。（《圣济总录》卷一〇一）

注解：本方内服或是外用效果都好。

2. 柏子仁散：柏子仁一两。上为细散。小儿惊啼。一二岁儿，每服 1 字，用粥饮调下。三四岁儿每服半钱，一日三四服。（《太平圣惠方》卷八十二）

（八）临床感悟

柏子仁补益祛风，正气足风邪自去，治疗口耳歪斜；同时通肝络，止胁痛、效果好。

（九）医案

叶天士养胃阴法加养脾阴法治疗阳明里虚热引起的津液亏损夹气滞证

禹某，女，58 岁。因胃脘嘈杂呃逆嗳气来就诊。患者长期胃脘嘈杂难受，治疗以西药为主，偶尔服中药。他儿子是中医针灸医生，在群里听过笔者的课，特地带妈妈来看诊。症见体瘦小，神差，面色疲倦，胃脘胀，纳差，不消化，呃逆，嗳气，不疼痛，总是难受，口干，口苦，夜间加重，不想喝水，大便干燥，舌质淡，舌苔红，心情不太好，眠差，左脉弦细数，右脉细数。

分析：胃脘难受，纳差，胀气，不消化，粗看好像是太阴虚寒证所致，但是后面的口干、口苦，大便干燥，舌质淡，舌苔红，脉细数不支持，反而这些症状更像阳明里虚热证导致的津液亏夹杂气滞证。阳明里虚热证也会引起不消化腹胀纳差，舌质淡，舌苔红，脉细数，大便干燥支持阳明里虚热证；嗳气和呃逆就是气机不调畅，津液亏不濡养，气机紊乱。整体辨证为阳明里虚热证加气滞证，方用叶天士养胃阴法加养脾阴法。

处方：南沙参 30 克，北沙参 20 克，石斛 20 克，白扁豆 15 克，玉竹 20 克，火麻仁 30 克，杏仁 15 克，柏子仁 20 克，佛手 20 克，酸枣仁 20 克，蜂蜜一匙，白芍 15 克，生麦芽 30 克。3 剂。1 剂浸泡 30 分钟，煎煮 50 分钟，分 4 次服完。

2018 年 2 月 12 日二诊：嗳气好转，胀气好转，纳食增加，还有不消化，口干、口苦明显，夜间加重，其他症状同一诊。

分析：阳明里虚热还是重，阴液没有恢复，去杏仁，杏仁温燥，加麦冬生津，同时加竹茹清虚热去口苦，加谷芽帮助消化。

处方：南沙参 30 克，白沙参 20 克，石斛 30 克，麦冬 30 克，炒白扁豆 15 克，玉竹 20 克，火麻仁 30 克，柏子仁 20 克，佛手 20 克，二芽（麦芽、谷芽）各 20 克，竹茹 15 克。3 剂。1 剂浸泡 30 分钟，然后再煎煮 30 分钟，分 4 次服完。

三十六、酸枣仁

（一）性味

味酸，性平。

（二）定性

阳明里虚热药物。

（三）历代本草论述

1.《神农本草经》：主心腹寒热，邪结气聚，四肢酸痛湿痹，久服安五脏，轻身延年。

2.《名医别录》：主烦心不得眠，脐上下痛，血转，久泻，虚汗烦渴，补中，益肝气，坚筋骨，助阴气，令人肥健。

3.《本草汇言》：敛气安神，荣筋养髓，和胃运脾。

4.《本草再新》：平肝理气，润肺养阴，温中利湿，敛气止汗，益志，聪耳明目。

（四）古方运用

1.心烦不得眠（主要的作用）：酸枣仁汤或是半夏千里流水汤。

半夏千里流水汤：半夏三两，麦冬三两，茯苓四两，酸枣仁、甘草、桂心、黄芩、远志、萆薢、人参、生姜各二两，秫米一升。

2.汗为心之液，安神补心从而治疗虚汗：如酸枣仁汤，或是治睡中盗汗，酸枣仁、人参、茯苓各等分，上为细末，米饮调下半盏。（《普济方》）

3.益肝气，坚筋骨，止转筋：如《千金》白蔹薏仁汤，药用白蔹、薏苡仁、芍药、桂心、牛膝、酸枣仁、干姜、甘草各一升，附子三枚。

注解：本方是桂枝汤合四逆汤、芍药甘草汤、甘草干姜汤，方中酸枣仁补益肝胆，从而治疗痹证。

4.酸枣仁酒：酸枣仁三两，干葡萄五两，牛膝（去苗）五两。上锉，用生绢袋盛，以清酒三斗，浸六七日。治脚气疼痛，及光泽肌肤，润养脏

腑。每于食前随性暖服之。(《普济方》)

注解：本方所治脚气是脚肿痛之类的疾病，不是真菌感染引起的脚气病。

（五）现代运用

1. 药对配伍

（1）酸枣仁配龙眼肉：治疗心悸。

（2）酸枣仁配柏子仁：养肝柔肝。

（3）酸枣仁配伍五味子：止汗，安神。

2. 名医用药心得

（1）刘惠民经验：在治疗失眠时，常配伍酸枣仁 30～75 克。

（2）仝小林经验：重用酸枣仁 90 克配伍经方使用治疗失眠效果显著。

（六）临证要点

1. 应用指征：失眠，心烦，虚热，痹证烦躁，出汗者使用。

2. 用量：常规用量 10～30 克，大剂量 30～90 克。

（七）小方拾遗

1. 治胆虚睡卧不安，心多惊悸：酸枣仁一两。炒熟令香，捣细罗为散。每服二钱，以竹叶汤调下，不计时候。(《太平圣惠方》)

注解：酸枣仁镇静安神壮胆，竹叶清热利尿祛邪。

2. 酸枣仁粥：酸枣仁末 15 克，粳米 100 克。先以粳米煮粥，临熟，下酸枣仁末再煮，宁心安神。适用于心悸、失眠、多梦、心烦，空腹食用。(《饮膳正要》)

注解：肝血虚弱，爪甲干枯，心悸，失眠，惊恐，脉细弱，疲倦，月经量少淡白。

（八）相近药物鉴别

酸枣仁和柏子仁都有止惊悸、止汗、治失眠作用。酸枣仁能补肝胆，明目止泪；柏子仁治疗痹证，柔肝止痛，通便利肠。

（九）临床感悟

酸枣仁治疗失眠必须重剂，才能见效，临床用量一般为 40～150 克。

（十）医案

栀子豉汤合酸枣仁汤治疗胃痛伴失眠

胡某，女，55 岁，四川绵阳经开区人。2019 年 10 月 5 日初诊。

胃脘烧灼疼痛伴有失眠前来治疗。现症见瘦高个子，面白，疲倦，少神。胃内发热，烧灼，胃痛，心烦，失眠，舌质淡红，舌苔淡红，口干欲饮，脉细数，大便微干。

辨证：阳明火热躁烦证。

处方：栀子豉汤合栀子甘连汤、酸枣仁汤。栀子 15 克，淡豆豉 6 克，甘草 6 克，黄连 6 克，酸枣仁 30 克，川芎 10 克，知母 12 克，蒲公英 30 克，延胡索 30 克，栝楼皮 40 克。3 剂。每日 1 剂。

二诊：胃痛消失，烧灼消失，还有失眠，口干欲饮，在一诊基础上去川芎、延胡索、栝楼皮；加百合、玉竹。

处方：栀子 15 克，豆豉 6 克，甘草 6 克，黄连 3 克，玉竹 20 克，酸枣仁 30 克，百合 15 克，知母 12 克，蒲公英 30 克。6 剂。每日 1 剂善后。

随访痊愈。

三十七、桔梗

（一）性味

味辛，性微温，有小毒。

（二）定性

太阴经药物。

（三）历代本草论述

1.《神农本草经》：主胸胁痛如刀刺，腹满，肠鸣幽幽，惊恐悸气。

2.《名医别录》：利五脏肠胃，补血气，除寒热风痹，温中消谷，疗喉咽痛，下蛊毒。

3.《日华子本草》：下一切气，止霍乱转筋，心腹胀痛，补五劳，养气。除邪辟温，补虚消痰，破癥瘕，养血排脓，补内漏及喉痹。

（四）古方运用

1.治疗痰浊脓肿（主要作用）：如排脓散及排脓汤。

2.咽痛：桔梗甘草汤或是甘草桔梗射干汤，药用甘草（生）二钱，桔梗三钱，半夏三钱，射干三钱。咽喉肿痛生疮，水煎半杯，热漱，徐服。（《医学摘粹》）

3.主胸胁痛如刀刺：《千金》补肝散，药用山茱萸、桂心、薯蓣、天雄、茯苓、人参各五分，川芎、白术、独活、五加皮、大黄各七分，防风、干姜、丹参、厚朴、细辛、桔梗各一两半，甘菊、甘草各一两，贯众半两，橘皮三分，陈麦曲一升，大麦蘖一升。制法上药治下筛。主左胁偏痛，宿食不消，并目眦眦昏，迎风泪出，见物不审，而遇风寒偏甚，消食破气止泪。

注解：桔梗治胸肋痛如刀刺的体现。

4.化痰止咳：止嗽散，药用桔梗、荆芥、紫菀、百部、白前、甘草各3克，陈皮6克。

5.治牙疳臭烂：桔梗、茴香等分，烧研敷之。（《卫生易简方》）

6.治伤寒痞气，胸满欲死：桔梗、枳壳（炙，去穰）各一两。上锉如米豆大，用水一升半，煎减半，去滓，分二服。（《苏沈良方》枳壳汤）

7.治痰嗽喘急不定：桔梗一两半，捣罗为散，用童子小便半升，煎取四合，去滓温服。（《简要济众方》）

8.葱豉桔梗汤：鲜葱白3～5枚，苦桔梗3～4.5克，焦山栀6～9克，淡豆豉9～15克，苏薄荷3～4.5克，青连翘4.5～6克，生甘草2～2.5克，鲜淡竹叶30片。辛凉解表，疏风清热。主风温、风热初起，头痛身热，微寒无汗，或有汗不多，咳嗽咽干，心烦口渴，舌尖红赤，苔薄黄，脉浮数。现用于感冒、流行性感冒见上述症状者。（《重订通俗伤寒论》）

注解：本方是桔梗甘草汤合栀子豉汤、葱豉汤加味而成。如加薄荷、连翘宣透内伏之温邪，加竹叶淡渗利湿，清热除烦。

（五）现代运用

1.药对配伍

（1）桔梗配甘草：咽喉疼痛。

（2）桔梗配枳壳：调畅气机。

2.名医用药心得

赵文生经验：重用桔梗（30克）治疗肺痈。

（六）临证要点

1.应用指征：咽喉痛，咳嗽，咳痰，胸痛者。

2. 用量：10～30 克。

（七）小方拾遗

（1）桔梗甘草汤：咽喉疼痛，不管寒热都可以运用，煎煮或是泡水喝都可以。

（2）排脓散：枳实十六枚，芍药六分，桔梗二分。

（3）排脓汤：甘草二两，桔梗三两，生姜一两，大枣十枚。上四味，以水三升，煮取一升，温服五合，日再服。

注解：在临床上排脓散和排脓汤合方运用治疗外科脓肿，或者气管或肺有脓痰排不出来。

（八）相近药物鉴别

桔梗、升麻都可引药上行，治疗咽喉痛。升麻可以治疗血崩，可以透疹、止痢；桔梗可以解百毒、排脓化痰，治疗口疮、肺痈；咽喉痛、胸肋痛等。

（九）临床感悟

桔梗止咽痛，止胸痛，一般用量为 10～30 克，量大效佳。

（十）医案

王某，男，35 岁。1981 年 11 月 25 日初诊。患者半月感冒发热之后遗留咳嗽低热，吐黄色无臭脓痰，伴胸中隐隐作痛，逐渐消瘦，精神日差，饮食减退，舌质淡红，舌苔薄白，脉浮数。经 X 线透视诊断为右上肺脓疡。此乃肺热结而成痈。宜祛瘀排脓、清热解毒，仿《金匮》桔梗汤加味，桔梗、甘草、鱼腥草、半枝莲各 30 克，法半夏、薏苡仁各 18 克，紫菀、黄芩各 15 克，金银花 20 克，桃仁 10 克。连服 3 剂咳嗽吐痰显著减少，食欲改善。继用上方去半枝莲，加白及 15 克。服 6 剂后痊愈，复查 X 线显示肺部脓疡已被吸收钙化。

三十八、升麻

（一）性味

味苦，性微寒，无毒。

（二）定性

阳明经药物。

（三）历代本草论述

1.《神农本草经》：味甘、平。主解百毒，杀百精老物殃鬼，辟温疾瘴邪毒蛊。

2.《名医别录》：味苦，微寒，无毒。主解毒入口皆吐出，中恶腹痛，时气毒疠，头痛寒热，风肿诸毒，喉痛口疮。

3.《药性论》：治小儿风，惊痫，时气热疾。能治口齿风露肿疼，牙根浮烂恶臭，热毒脓血。除心肺风毒热壅闭不通，口疮，烦闷。疗痈肿，豌豆疮，水煎绵沾拭疮上。

4.《本草纲目》：消斑疹，行瘀血，治阳陷眩晕，胸胁虚痛，久泄下痢后重，遗浊，带下，崩中，血淋，下血，阴痿足寒。

（四）古方运用

1. 清热解毒：如升麻鳖甲汤。

2.透疹，治小儿痘、痧疹不明，发热头痛，伤风咳嗽，乳蛾疔腮：升麻五分，前胡八分，干葛五分，黄芩一钱，栀子八分，炒牛蒡子一钱，甘草三分，桔梗五分，薄荷五分，川芎一钱。引用灯心煎服。(《滇南本草》升麻汤)

3.治雷头风，头面疙瘩肿痛，憎寒壮热，状如伤寒：升麻、苍术各五钱，荷叶一枚。煎服。(《医方集解》清震汤，即《素问病机保命集》升麻汤)

4.治噤痢：绿色升麻(醋炒)一钱，莲肉(去心，炒焦黄)三十枚，人参三钱。水一盅，煎半盅饮之，蜜和为丸更妙，每四钱一服，白汤吞。(《医学广笔记》)

5.治咽喉闭塞，津液不通：升麻汤，药用升麻、生姜、射干各二两，橘皮一两。上四味㕮咀，以水六升，煮取二升，去滓，分三服。治小儿喉痛，若毒瓦斯盛，便咽塞，并治大人咽喉不利方。

6.黄连升麻散，口热生疮：升麻三十铢，黄连十八铢。上二味末之，绵裹含，咽汁。(《千金要方》)

注解：本方相当于现在的含片剂型，蕴含了古人的智慧。

7.治血崩：升麻五分，柴胡五分，川芎一钱，白芷一钱，荆芥穗六钱，当归六钱。水二碗，煎一碗，食远服，即止，多不过五六服。(《墨宝斋集验方》)

8.治肺痈吐脓血，作臭气，胸乳间皆痛：川升麻、桔梗(炒)、薏苡仁、地榆、子芩(刮去皮)、牡丹皮、白芍药各半两，甘草三分。上锉粗末，每服一两，水一升半，煎至五合，去滓，日二三服。(《普济本事方》升麻汤)

9.治痈疽始作，坚硬，皮色紫亦，恶寒壮热，一二日未成脓者：升麻、连翘、大黄(锉，炒)、生地黄(切，焙)、木香各一两，白蔹、玄参各三分。上七味，粗捣筛。每服五钱匕，水二盏，煎至一盏，入芒硝末半钱匕，去滓，空心。温服，取利为度。未利再服。(《圣济总录》升麻汤)

10.黄柏升麻汤：黄柏半两，升麻半两，甘草（生）半两。治天行口疮。上㕮咀，水一升半，煮半升，入地黄汁一合，煎半升。分二服，细呷之。（《伤寒总病论》卷三）

11.升麻溻汤：升麻、漏芦、芒硝各 60 克，栀子 20 枚，黄芩 90 克，蒴藋 150 克。上六味，㕮咀，以水一斗，浸良久，煮取七升，放冷，以故帛染汁，榻诸丹毒上，常令湿。治丹毒，痈肿。（《千金要方》卷二十二引《小品方》）。

（五）现代运用

1.药对配伍

（1）升麻配葛根：透疹外出。

（2）升麻配射干：咽喉疼痛。

（3）升麻配黄连：口疮疼痛。

2.名医用药心得

（1）方药中经验：重用升麻治疗乙肝剂量一般在 30 克，重则 45 克。

（2）郑长松经验：在治疗乳痈时多用升麻（30 克）和皂角刺，效果显著。

（六）临证要点

1.应用指征：咽喉疼痛，口疮，疹子不外出，属于实热证者。

2.用量：10~30 克。

3.禁忌：虚寒者不宜用。

（七）小方拾遗

1.升麻散：升麻、细辛（去叶、土）、荜茇、胡椒、川芎、川椒、甘松

（洗去土）、香白芷各等分。上药为细末。每用少许掺患处，良久漱去。若痛甚，用沸汤调药 6 克，趁热盥漱，涎出立愈。治风虫牙痛，齿根动摇。（《杨氏家藏方》卷十一）

2. 升麻散：升麻、荆芥穗、川芎、细辛（去苗、叶、土）、防风各 15 克，露蜂房 3 克，川椒（去目，微炒）6 克。上为粗末。每次 9 克，用水 300 毫升，煎两三沸，去滓，温漱冷吐。祛风止痛，治牙疼。（《御药院方》卷九）

（八）医案

1. 新阳医案

王某，男，14 岁，1987 年 5 月 3 日初诊。

主诉：双侧扁桃体肿大，感冒后加剧已 5 年。经多方诊治疗效不佳。现症见双侧扁桃体红肿似球状，右侧为甚咽喉疼痛，舌红无苔，脉细数。此系外感疫毒，毒蕴血络所致。宜解毒散瘀，滋阴活血。

处方：升麻鳖甲汤加减。升麻 9 克，当归 12 克，蜀椒、甘草各 6 克，炙鳖甲、连翘、贝母各 15 克，生牡蛎、玄参各 30 克。日 1 剂，水煎服。

服药 4 剂，红肿消退近一半，疼痛消除；续服原方 5 剂，加食适量白醋，调治半月而愈。

2. 群才医案

王某，男，28 岁。1987 年 10 月 4 日初诊。

以"反复发作性全身疹块伴奇痒半年余"为主诉。自述 6 个月前因淋雨后，全身出现如蚕豆至手掌大之疙瘩，奇痒难忍，经治后消失。自此，全身疹块伴奇痒反复发作，痛苦不堪，屡服中西药物均未控制。

刻诊：患者全身可见如蚕豆至手掌大之疹块，疹色发红，布满抓痕。伴口渴咽痛，舌质红，苔薄黄，脉浮数。此乃风热毒邪内侵，客于肌肤、皮毛、腠理之间，扰动血分所致。治以祛风止痒、清热凉血为法，方宗升麻鳖甲汤加紫草、牡丹皮、地肤子。

处方：升麻 20 克，鳖甲 12 克，当归 8 克，甘草 10 克，雄黄（冲）0.5克，川椒 6 克，紫草 30 克，牡丹皮 12 克，地肤子 30 克。3 剂。

服药后，疹块消其大半，痒感明显减轻。继服 3 剂，诸证若失。随访至今未发。

三十九、秦艽

（一）性味

味苦，性平，无毒。

（二）定性

阳明湿热药物。

（三）历代本草论述

1.《神农本草经》：主寒热邪气，寒湿风痹，肢节痛，下水，利小便。

2.《名医别录》：疗风，无问久新；通身挛急。

3.《药性论》：利大小便，瘥五种黄病，解酒毒，去头风。

4.《珍珠囊》：去阳明经风湿痹，仍治口疮毒。

（四）古方运用

1.寒湿风痹：《千金要方》乌头汤，药用乌头、细辛、蜀椒各一两，芍药、甘草、秦艽、附子、桂心各二两，干姜、茯苓、防风、当归各三两，独活四两，大枣十二枚。为细末，水煎，分五次服。治风冷脚痹疼痛，拘挛不可屈伸。

注解：本方就是桂枝汤加附子、乌头、细辛、蜀椒四味止痛的猛药，再加其他药物，效果倍增，力量非凡。笔者用本方治疗风湿性关节炎、类风湿性关节炎、腰椎间盘突出症，效果惊人。

2.疗风，无问久新：大秦艽汤，药用秦艽、生地黄、石膏、羌活、防风、白芷、细辛、黄芩、当归、白芍、川芎、熟地黄、白术、茯苓、甘草、独活。治风湿痹痛，手足不仁。上作一服，水二盅，生姜三片，煎至一盅，不拘时服。如心下痞，加枳实一钱。（方贤着《奇效良方》）

3.秦艽散：秦艽、阿胶、艾叶等分。上药研为细末。养血安胎，治妊娠胎动不安。每服15克，用水300毫升，加糯米100粒，煎至150毫升，去滓温服。（《全生指迷方》卷四）

4.治疗阳明里虚热、低热：秦艽鳖甲汤，药用秦艽、鳖甲、柴胡、地骨皮、当归、知母、青蒿、乌梅。治骨蒸壮热、肌肉消瘦、舌红颊赤、气粗、盗汗。（《卫生宝鉴》）

5.利大小便，瘥五种黄疸。秦艽苦以降泄，能清肝胆湿热而退黄，《海上集验方》即单用为末服；亦可与茵陈蒿、栀子、大黄等配伍，如山茵陈丸。

山茵陈丸：山茵陈15克，山栀子仁、秦艽（去苗、土）、大黄（锉，炒）各22克，朴硝（研）、郁李仁（汤浸，去皮，别研）各30克。（《圣济总录》卷一七四）

6.治消渴，除烦躁：秦艽（去苗）二两，甘草（炙微赤，锉）三分。上件药，捣筛为散。每服四钱，以水一中盏，入生姜半分，煎至六分，去滓，不计时候温服。（《太平圣惠方》）

7.《兰室秘藏》秦艽白术丸：秦艽（去芦）、桃仁（汤浸，去皮、尖）、皂角仁（烧存性）各30克，当归梢（酒浸）、泽泻、枳实（麸炒黄）、白术各15克，地榆9克。上药研为细末，和桃仁泥研匀，煎熟汤打面糊为丸，如鸡头子大，令药光滑，焙干。治痔漏有脓血，大便燥硬，疼痛不可忍。

8. 治小便艰难，胀满闷：秦艽（去苗）一两。以水一大盏，煎取七分，去滓，食前分作二服。（《太平圣惠方》）

9. 治疮口不合，秦艽为末掺之。（《仁斋直指方》）

10. 秦艽酒：秦艽、天冬、五加皮、牛膝、附子、桂心各三两，巴戟肉、杜仲、石南、细辛各二两。上十二味㕮咀，以酒二斗渍之，得气味，可服三合，渐加至五六合，日三夜一。治四肢风，手臂不收，髀脚疼弱，或有拘急挛缩屈指，偏枯痿，小不仁，顽痹者悉主之方。（《千金要方》）

（五）现代运用

1. 药对配伍

（1）秦艽配茵陈、栀子：退湿热黄疸。

（2）秦艽配白术、地榆：痔疮。

（3）秦艽配天麻、羌活：祛风除湿。

（4）秦艽配防己、薏苡仁：治疗湿热痹。

（5）秦艽配当归、川芎、熟地黄：血虚中风。

（6）秦艽配地骨皮、青蒿：退虚热。

2. 名医用药心得

（1）赵炳南经验：黄芪 30 克，秦艽 15 克，黄连 6 克，乌蛇 6 克，漏芦 10 克，为基础方加减治疗系统性红斑狼疮效果显著。

（2）周仲瑛经验：用秦艽治疗乙肝黄疸。

（六）临证要点

1. 应用指征：痹证，中风，痔疮，低热表现为虚热证、湿热证者使用。

2. 用量：10～30 克。

3. 禁忌；脾胃虚寒者。

（七）小方拾遗

秦艽汤：秦艽、石膏各 3 克，炙甘草、川芎、当归、白芍、羌活、独活、防风、黄芩、白术、熟地黄、茯苓各 1.5 克，生地黄 1.8 克，白芷 2.1 克，细辛 0.9 克。水煎服。养血祛风。治产后血虚，外感风热而成之头痛。

（八）医案

刘渡舟医案

柴某，女，28 岁。1993 年 3 月 10 日初诊。

因产后起居不慎，感受风寒，初起双手指尖胀痛，继之则双手指甲向上下折裂，致使疼痛加剧。并见小腹发凉、大便溏泻。一医虑其产后多虚，纯用温补之方，服至十余剂而不效。患者形体丰满、面色尚润，视其舌质淡、苔白腻，切其脉弦。证属产后受风，经脉闭阻，实多虚少。治以祛风通经，兼以养血为宜。方用治经络虚而受风邪的大秦艽汤加减。

处方：当归 15 克，白芍 15 克，生地黄 15 克，川芎 10 克，茯苓 10 克，白术 10 克，炙甘草 3 克，秦艽 10 克，防风 6 克，白芷 6 克，羌活 3 克，独活 3 克，红花 3 克，丹参 12 克，生石膏 12 克，鸡血藤 15 克，忍冬藤 15 克，7 剂。

服药后手指胀痛大减，而又添腹痛、大便溏薄肠胃不和之证。上方停用，改用补中益气汤加味。

处方：黄芪 14 克，党参 12 克，炙甘草 10 克，白术 10 克，当归 10 克，葛根 15 克，升麻 12 克，炮姜 8 克，黄连 6 克，生姜 3 克，大枣 7 枚。服 5 剂泄泻停止，腹中不痛。继续用大秦艽汤加减调治，又服十余剂，手指痛止，新生指甲红润而光泽，病愈。

四十、秦皮

（一）性味

味苦，性微寒，无毒。

（二）定性

阳明湿热药物。

（三）历代本草论述

1.《神农本草经》：主风寒湿痹，洗洗寒气，除热，目中青翳白膜。

2.《名医别录》：疗男子少精，妇人带下，小儿痫，身热，可作洗目汤。

3.《药性论》：主明目，去肝中久热，两目赤肿疼痛，风泪不止；治小儿身热，作汤浴。

4.《日华子本草》：洗肝，益精，明目，小儿热惊，皮肤风痹，退热。

（四）古方运用

1.清热燥湿止痢：如白头翁汤。

2.洗阳明湿热目痒、目赤、生眼屎，多与升麻、黄连、蕤仁同用外洗。

洗眼秦皮汤：秦皮（锉）、蕤仁（去皮）、黄连（去须）、山栀子仁各15克，黄柏（锉）30克，大枣（去核）5枚。治眼目暴赤，及积年睑烂不愈，两目涩痛，晴上有白膜（《圣济总录》）。或是秦皮、黄柏、黄连、黄芩、决明子、蕤仁各十八铢，栀子七枚，大枣五枚。上以水二升渍煮，取六合，澄清。仰卧洗，日一。（《华佗神方》）

3.明目去翳：前胡、黄连、秦皮、黄芩、栀子仁各三两，决明子二两半，蕤仁（碎）一两，竹叶一升。上八味切，以水六升，煮取二升五合，

去滓分三服，食后服之。忌猪肉。(《外台秘要》眼赤饮)

4.治麦粒肿(睑腺炎)，大便干燥：秦皮三钱，大黄二钱，水煎服。孕妇忌服。(《河北中药手册》)

5.妇人赤白带下，及血崩不止：秦皮三两，牡丹皮二两，当归身一两。俱酒洗，炒研为末，炼蜜为丸梧桐子大。每早服五钱，白汤下。(《本草汇言》)

6.治小儿惊痫发热及变蒸发热：秦皮、茯苓各一钱，甘草五分，灯心廿根。水煎服。(《儿科撮要》)

7.秦皮散：秦皮、滑石(桂府者，捣碎)、黄连(去须，各十两)。上为细末。每用半钱，沸汤泡，去滓，温热频洗。治大人、小儿风毒，赤眼肿痛，痒涩眵泪，昏暗羞明。(《太平惠民和剂局方》)

(五) 现代运用

1.药对配伍

(1)秦皮配白头翁：治疗热痢。

(2)秦皮配败丹参、黄精：治疗男子少精。

(3)秦皮配蕤仁、决明子：眼睛红肿热痛。

2.名医用药心得

(1)王琦经验：运用秦皮配伍败酱草、黄精治疗男子湿热引起的精少不育。

(2)高国成经验：秦皮治疗天行目赤，一味秦皮制成眼药水滴眼，同时煎煮熏洗。

(六) 临证要点

1.应用指征：湿热下痢，眼睛湿痒红赤，妇人湿热带下等，表现为舌红苔黄腻。

2. 用量：内服 10～30 克，外洗适量。

3. 禁忌：寒湿者不能用。

（七）小方拾遗

1. 疗眼赤热，不能得好瘥，此由肝中客热不绝方。黄连三两、秦皮三两，上二味，切，以水三升，煮取一升五合，去滓，食后温服，分二服。如人行七八里服。必效同。禁蒜、面、猪肉。（《外台秘要》）

2. 肝实目痛方二首《删繁》：疗肝实热目痛、胸满急塞，泻肝前胡汤丸方。前胡、秦皮、细辛、栀子仁、黄芩、升麻、蕤仁、决明子各三两，芒硝三两，苦竹叶（切）一升，车前草（切）一升，上十一味，以水九升，煮取三升，分为三服。《千金》同。忌生菜。（《千金要方》）

（八）相近药物鉴别

秦艽和秦皮都是阳明湿热药物，皆可以清热燥湿。秦艽善于祛风，治疗痹痛，退黄疸；秦皮可治男子精少，妇人带下，湿热痹证，治疗眼红肿发热，痢疾带下。

（九）临床感悟

秦皮明目的效果独特，内服外用均可。

（十）医案

张炳泉医案：癃闭

林某，男，71 岁，1987 年 8 月 9 日因小便闭胀而住院。患者入院前二便下血十数天，继而大便秘结，小便点滴不通，小腹胀痛，口不渴，舌质红，脉细数。拟诊：癃闭。治以清利湿热。投八正散（改汤剂）。日服 2 剂。大便得通，小便仍不利。复投 2 剂罔效。乃改滋肾通关散（改汤剂），日服 2 剂。服药二天，亦无疗效。细思此证乃因于湿热蕴结下焦膀胱气化失司而成，遂试投白头翁加桔梗汤治之。处方白头翁、秦皮、黄柏各 10 克，黄连 8 克，桔梗 15 克，日服 2 剂，小便得通，再投 2 剂病愈出院。

四十一、土茯苓

（一）性味

味甘、淡，性平，无毒。

（二）定性

阳明经药物。

（三）历代本草论述

1.《本草拾遗》：调中止泄。

2.《本草图经》：敷疮毒。

3.《滇南本草》：治五淋白浊，兼治杨梅疮毒、丹毒。

4.《本草纲目》：健脾胃，强筋骨，去风湿，利关节，止泄泻。治拘挛骨痛，恶疮痈肿。解汞粉、银朱毒。

5.《本草正义》：疗痈肿、喉痹，除周身寒湿、恶疮。

（四）古方运用

1.治杨梅风十年二十年，筋骨风泡肿痛：土茯苓三斤，川椒二钱，甘草三钱，黑铅一斤，青藤三钱。将药用袋盛，以好酒煮服之妙。（《赤水玄珠》）

2. 治杨梅疮毒：土茯苓一两或五钱，水酒浓煎服。(《滇南本草》)

3. 治瘰疬溃烂：冷饭团，切片或为末，水煎服。或入粥内食之，须多食为妙。忌铁器、发物。(《积德堂经验方》)

4. 治妇人红崩、白带：土茯苓，水煨，引用红沙糖治红崩，白沙糖治白带。(《滇南本草》)

5. 换肌消毒散：当归、生地黄、赤芍药、川芎、皂角刺、土茯苓、金银花、连翘(去心)、甘草(生)，白芷、苦参、白鲜皮、防风。灯心为引，水煎服。外用清凉膏或鹅黄散敷之。父母素有杨梅结毒，传染胞胎，致生下婴儿上半身赤烂，或下半身赤烂，甚至色带紫黑者。(《医宗金鉴》卷五十一)

注解：古代的杨梅疮毒，相当于现在梅毒等性病。本方是四物汤合银花甘草汤加味，治疗湿热化毒营血不畅者，虚寒者不能使用。

(五)现代运用

1. 药对配伍

(1) 土茯苓配萆薢、威灵仙：痛风。

(2) 土茯苓配滑石、甘草：尿路感染。

(3) 土茯苓配防己、稽豆衣：消尿蛋白。

2. 名医用药心得

(1) 朱良春经验：重用土茯苓(60～120克)治疗湿热痛风。

(2) 范国梁经验：常在辨证方中加入土茯苓10～200克治疗急慢性尿蛋白。

(六)临证要点

1. 应用指征：痛风，头痛，尿蛋白，尿路感染等病症属于湿热者。

2. 用量：常规用量 10～30 克，大剂量 200 克。

3. 禁忌：虚寒者不能用。

（七）相近药物鉴别

萆薢与土茯苓都是阳明经药物，均可清热利湿。土茯苓味淡，健胃，利湿不伤阴，可以治疗头痛、杨梅疮；萆薢可以治疗四肢关节疼痛、腰痛、小便失禁。

（八）临床感悟

土茯苓味淡，利湿健脾胃，治疗湿热痛风、头痛，需大剂量，一般为 40～120 克。

（九）医案

当归拈痛丸治疗阳明和太阴痛风病

钱某，男，30 岁，四川成都人。2017 年 6 月 20 日初诊。

因为长期反复痛风，吃西药反复发作，异常痛苦，听朋友介绍微信求助于我。现症见患者中等偏胖体型，面黄。同时可以看到踝关节处红肿，舌质红，舌苔白上面黄厚腻。患者诉踝关节疼痛难受，关节发烫，同时伴头发油腻，面部油腻，每天必须洗澡洗头，不然头皮难受，大便不成形，质黏，粘马桶，经常腹泻，吃冷的加重，小便黄，有臭味，疲倦，爱出汗，夜晚汗更多，不恶寒，不发热，吃饭不规律，经常喝酒应酬，吃饭正常，口干想喝水，口苦；无法脉诊。

分析：关节红肿疼痛，面部油腻，头发油腻，舌质红，舌苔黄腻，口苦，为阳明湿热证；小便黄稠，疲倦，大便稀溏，吃冷的加重，为太阴寒湿。阳明湿热合太阴寒湿证。

处方：当归拈痛丸合四妙丸。当归 20 克，茵陈 30 克，黄芩 15 克，猪苓 15 克，茯苓 30 克，苍术 20 克，升麻 8 克，羌活 6 克，泽泻 20 克，薏苡仁 40 克，牛膝 20 克，黄柏 15 克，山慈菇 10 克，土茯苓 30 克。6 剂。1 剂浸泡 40 分钟，煎煮 1 小时，分 3 次服完。

6 月 28 日二诊：患者关节红肿消失，仍疲倦，头发还是很油腻，在一诊基础上加党参，大便稀溏，大便黏粘，去黄柏，四妙变成三妙丸，加桂枝气化，等于加入了五苓散。

处方：当归 20 克，茵陈 30 克，黄芩 15 克，猪苓 20 克，茯苓 30 克，苍术 20 克，升麻 6 克，羌活 6 克，泽泻 15 克，薏苡仁 20 克，牛膝 15 克，山慈菇 10 克，桂枝 10 克，党参 12 克，土茯苓 30 克。6 剂，煎煮方法同上。

7 月 5 日三诊：患者大便基本成形，痛风基本不痛了，头发油腻好转了，黄腻舌苔转为白舌苔，小便清而不臭，还是不能吃冷的，加强太阴药物，进一步减少阳明湿热药物的用量。

处方：当归 20 克，茵陈 15 克，炒黄芩 10 克，猪苓 20 克，茯苓 30 克，苍术 20 克，升麻 6 克，羌活 6 克，泽泻 15 克，薏苡仁 20 克，牛膝 15 克，桂枝 15 克，制南星 20 克，党参 15 克，土茯苓 30 克。6 剂，煎煮方法同一诊。

7 月 12 日四诊：症状进一步好转，疲倦好转，去党参再抓 6 剂巩固。

后记：患者好转后吃药和生活没有那么规律和认真了，后来停药，有时发作，就吃点药物，好了又不规矩，又再吃点药物，每次效果都非常好，不外乎在湿热和寒湿之间调平衡，不按规律来吃药和调节生活，神仙都难治。

四十二、萆薢

（一）性味

味苦，性平。

（二）定性

阳明经药物。

（三）历代本草论述

1.《神农本草经》：主腰背痛，强骨节，风寒湿周痹，恶疮不瘳，热气。

2.《名医别录》：伤中恚怒。阴痿失溺，关节者血，老人五缓。

3.《药性论》：治冷风顽痹，腰脚不遂，手足惊掣，主男子臂腰痛久冷，是肾间有膀胱宿水。

4.《日华子本草》：治瘫缓软风，头旋痫疾，补水脏，坚筋骨，益精明目，中风失音。

（四）古方运用

1. 治真元不足，下焦虚寒，小便白浊，频数无度，漩面如油，光彩不定，漩脚澄下，旋如膏糊；或小便频数，虽不白浊，亦能治疗：益智仁、川草薢、石菖蒲、乌药各等分。为细末。每服三钱，水一盏半，入盐一捻，同煎至七分，温服，食前。（《杨氏家藏方》草薢分清散）

2. 治小便频数：川草薢（洗）为细末，酒和为丸如柄子大。每服七十丸，空心、食前，盐汤、盐酒任下。（《济生方》草薢丸）

3. 治阴痿失溺：草薢二钱，附子一钱五分，合煎汤内服。（《泉州本草》）

4. 治腰痛，脚气：补骨脂（生）、续断，木瓜干、牛膝（酒浸）、杜仲（去皮锉，姜制炒断丝）各一两，草薢二两。上为末，蜜丸如梧子大。每服五十丸，盐汤、盐酒任下。（《三因方》立安丸）

5. 治小肠气及腰痛：草薢、杜仲（酥炒去丝）、葫芦巴（生脂麻炒）、补骨脂（炒）、小茴香（盐水浸一宿）各一两，胡桃仁（去皮）二两。各为末，和丸如梧桐子大。每服三五十丸，空心盐酒送下，或盐汤亦可。（《瑞竹堂经验方》喝起丸）

6. 治脚气肿痛，不能动履，不论寒热虚实，久病暴发皆可：萆薢五钱，黄柏、苍术、牛膝、本瓜、猪苓、泽泻、槟榔各二钱。水二大碗，煎一碗。每日食前服一剂。（《本草切要》）

7. 治丈夫腰脚痹、缓急，行履不稳者：萆薢二十四分，杜仲八分。捣筛。每旦，温酒和服三钱匕，增至五钱匕。禁食牛肉。（《广利方》）

8. 治风寒湿痹，腰骨强痛：干萆薢根，每次五钱，猪脊骨半斤合炖服。（《泉州本草》）

9. 萆薢饮：萆薢三钱，文蛤粉（研细）一钱五分，石韦一钱五分，车前子一钱五分，茯苓一钱五分，灯芯二十节，莲子心八分，石菖蒲八分，黄柏八分。膏淋，诸淋。（《医学心悟》卷三）

（五）现代运用

1. 药对配伍

（1）萆薢配附子：寒湿痹证。

（2）萆薢配杜仲：湿热腰痛。

（3）萆薢配四妙丸：湿热带下。

（4）萆薢配乌药、益智仁：小便浑浊。

（5）萆薢配土茯苓、威灵仙：湿热痛风。

（6）萆薢配蚕沙：湿热痹证。

2. 名医用药心得

孟景春经验：用萆薢 30～60 克，土茯苓 30～60 克（多者 90 克），威灵仙 30 克，山慈菇 20 克治疗湿热痛风。

（六）临证要点

1. 应用指征：小便混浊，腰痛，痹证，痛风属于湿热者。

2. 用量：10～30 克。

3. 禁忌：虚寒者不能用，或是配合温热药物。

（七）小方拾遗

萆薢酒：萆薢三两，附子（炮裂，去皮脐）三两，杜仲（去粗皮，炙微黄）二两，狗脊二两，羌活二两，桂心二两，牛膝（去苗）三两，桑寄生二两。上锉细，用生绢袋盛，以酒二斗浸，密封七日后开。每服一中盏，食前温服。五种腰痛，连脚膝筋脉拘急酸疼。（《太平圣惠方》卷四十四）

注解：萆薢配附子寒温搭配，相得益彰。

（八）医案

张某，女，41 岁。症见带下色黄黏稠味臭一年，伴头昏，腰膝酸痛，少腹隐痛。临床诊断为盆腔炎。舌红苔黄腻，脉滑数。证为冲任虚损不固、湿毒内侵化热，致湿热蕴结下焦。治宜调补冲任，清热利湿。药用川萆薢、黄柏、丹参、车前子、生地黄、杜仲、菟丝子、川牛膝、败酱草各 15 克，石菖蒲、茯苓、炒白术、土茯苓各 10 克，莲子心 5 克。服 5 剂后，黏稠黄带好转，再服 5 剂后，诸症消失而愈。

四十三、苦参

（一）性味

味苦，性寒。

（二）定性

阳明经药物。

（三）历代本草论述

1.《神农本草经》：主心腹结气，癥瘕积聚，黄疸，溺有余沥，逐水，除痈肿，补中，明目止泪。

2.《名医别录》：养肝胆气，安五脏，定志益精，利九窍，除伏热肠澼，止渴，醒酒，小便黄亦，疗恶疮下部匿，平胃气，令人嗜食。

3. 陶弘景：恶病人酒渍饮之，患疥者服亦除，盖能杀虫。

4.《药性论》：治热毒风，皮肌烦燥生疮，赤癞眉脱，主除大热嗜睡，治腹中冷痛，中恶腹痛，除体闷，治心腹积聚。

（四）古方运用

1. 当归贝母苦参丸：当归、贝母、苦参各四两。妊娠小便难，饮食如故。

注解：除了妊娠小便不通畅，其他情况的小便不通畅亦可。

2. 三物黄芩汤：黄芩一两，苦参二两，干地黄四两。治妇人在草蓐，自发露得风，四肢苦烦热，头痛者与小柴胡汤；头不痛但烦者，此汤主之。

注解：生津清热除烦，杀虫止痒，可以治疗夏季热，各种虚热，烦躁，失眠，皮肤病。

3. 治血痢不止：苦参炒焦为末，水丸梧子大。每服十五丸，米饮下。（《仁存堂经验方》）

4. 治痔漏出血，肠风下血，酒毒下血：苦参（切片，酒浸湿，蒸晒九次为度，炒黄为末，净）一斤，地黄（酒浸一宿，蒸熟，捣烂）四两，加蜂蜜为丸。每服二钱，白滚汤或酒送下，日服二次。（《外科大成》苦参地黄丸）

5.治赤白带下：苦参二两，牡蛎一两五钱。为末，以雄猪肚一个，水三碗煮烂，捣泥和丸，梧子大。每服百丸，温酒下。（《积德堂经验方》）

6.治下部疮漏：苦参煎汤，日日洗之。（《仁斋直指方》）

7.治鼠瘘诸恶疮：苦参二斤，露蜂房二两，曲二斤。水三斗，渍药二宿，去滓，黍米二升，酿熟梢饮，日三。一方加猬皮，更佳。（《补辑肘后方》）

8.治汤熨火烧疼痛：苦参不以多少，为细末，用香油调搽。（《卫生宝鉴》绿白散）

9.治毒热足肿作痛欲脱者：苦参煮酒渍之。（《姚僧坦集验方》）

10.黄疸：苦参散，药用苦参、黄连、瓜蒂、黄柏、大黄各一两，葶苈二两。上六味治，下筛，饮服方寸匕，当大吐，吐者日一服，不吐日再，亦得下服，五日知可消息，不觉退更服之，小折便消息之。治人无渐忽然振寒发黄，皮肤黄曲尘出，小便赤少，大便时闭，气力无异，饮食不妨，已服诸汤散余热不除，久黄者宜吐下方。（《千金要方》苦参散）

11.苦参散：苦参、蔓荆子、何首乌、荆芥穗、威灵仙各等分。上药为细末。每服6克，空腹时酒调下，一日二服。治遍身疮疥，经年不效。（《外科精义》卷下引《野夫多效方》）

12.小儿痔䘌蚀下部：苦参膏，药用苦参五两，艾叶二两，青葙子三两，甘草（炙，锉）三两。上先以青葙、甘草为细末，次用水五升，煎苦参、艾叶成膏，量多少去滓，入二味药末，和作梃子，长一寸，如箸许大，晒干，涂猪脂纳下部，日再，虫出尽为度。（《圣济总录》卷一七三）

（五）现代运用

1.药对配伍

（1）苦参配黄连、黄芩：湿热痢疾。

（2）苦参配苍术、黄柏：湿热带下。

（3）苦参配地肤子、蛇床子：皮肤瘙痒。

（4）苦参配大黄：狂证。

（5）苦参配地黄：痔疮出血。

2. 名医用药心得

（1）熊曼琪经验：用苦参治疗失眠。

（2）陈鼎琪经验：用苦参治疗心律失常。

（3）李济仁经验：用苦参治疗乳糜尿。

（六）临证要点

1. 应用指征：湿热带下，皮肤瘙痒，失眠，烦躁属于湿热者。

2. 用量：5～10 克，外用适量。

3. 禁忌：苦寒伤胃，脾胃不好者不能用，虚寒者不能用。

（七）小方拾遗

1. 淋洗苦参汤：苦参一两，防风二两，露蜂窝二两，甘草二两。上锉细。痈疮烂坏。（《普济方》卷二八九苦参汤）

注解：苦参燥湿止痒，蜂房杀虫止痒，防风祛风。

2. 苦参地黄丸：苦参（切片，酒浸湿，蒸晒九次为度，炒黄，为末）500 克，地黄（酒浸一宿，蒸热，捣烂）120 克。加蜂蜜和苦参、地黄为丸，如梧桐子大。每服 6～9 克，白滚汤或酒送下，一日二三次。效后必多服脏连丸二三料除根。利湿解毒。治痔漏出血，肠风下血，酒毒下血。（《外科大成》卷二）

注解：本方治疗的痔疮出血属于湿热者，如出血鲜红，舌质红，舌苔黄腻，虚寒痔疮出血不能用。

3.苦参汤：大黄一两，苦参一两，赤芍药一两，黄柏二两，蛇床子二两，菝葜四两。上㕮咀。每用一两，水三升，煎十余沸，去滓，通手洗之。小儿遍体生疮。（《杨氏家藏方》卷十九）

4.苦参汤：苦参八两，地榆三两，黄连三两，王不留行三两，独活三两，艾叶三两，竹叶二升。上㕮咀。以水三斗，煮取一斗。以浴儿疮上，浴讫敷黄连散。小儿周身上下百疮不愈。（《千金要方》卷五）

5.苦参汤：苦参、黄芩、川连、黄柏、甘草、大黄、川芎各一两，蒺藜子三合。上八味㕮咀，以水六升，煮取三升，渍布拓疮上，日数过。小儿头疮。（《千金要方》）

（八）医案

三物黄芩汤合四妙散治疗下肢溃疡伴瘙痒

邓某，男，60岁，2017年4月26日初诊。

患者下肢静脉曲张多年，伴有下肢溃疡，时好时坏，没有彻底治疗。患者是一个湿热体质，经常口苦，小便黄，饭后困倦。现症见中等身高，体型中等偏胖，面色黑黄，下肢静脉曲张如蚯蚓爬行，颜色紫暗，有一处溃疡，流稀水，瘙痒，见热加重，烦躁，触诊局部微热，伴有肿胀，晚上有时出汗，不怕冷，不发热，无寒热往来，舌质红，舌苔薄黄腻，口干，想喝水，喝水能解渴，大便正常，小便黄，吃饭正常，右脉滑数有力，左脉滑数有力。

分析：下肢肿胀，下肢溃疡，流水，瘙痒，见热加重，舌质红，舌苔黄腻，小便黄，脉滑数有力，阳明湿热下注证。

处方：三物黄芩汤加四妙散。黄芩15克，生地黄20克，苦参10克，地肤子30克，黄柏15克，炒白术20克，怀牛膝15克，薏苡仁60克，炙甘草8克，白蔹20克，漏芦20克，土茯苓30克。6剂。内服，外洗。

5月11日二诊：服药后溃疡收口了，瘙痒好了多半，下肢有时疼痛，效不更方，在一诊处方中加入当归、川芎、赤芍、当归、川芎通络化瘀，同时辛温防止苦寒药物呆滞不走；芍药甘草汤缓急止痛，炙甘草矫正苦参苦味，保护胃。

处方：黄芩15克，生地黄20克，苦参15克，当归10克，川芎10克，赤芍15克，黄柏15克，炒白术20克，牛膝15克，薏苡仁60克，地肤子30克，白蔹20克，漏芦20克，土茯苓30克，炙甘草6克。6剂善后。

四十四、威灵仙

（一）性味

味微辛、咸，性温。

（二）定性

少阴经药物。

（三）历代本草论述

1.《本草纲目》：治痛风之要药。性温，味微辛、咸。

2.《本草汇言》：主风湿痰饮之疾，通行十二经之药也。治中风不语，手足顽痹，口眼歪斜及筋骨痛风，腰膝冷痛。

3.《药品化义》：主治风湿痰壅滞经络中，致成痛风走注，骨节疼痛或肿或麻木。

4.《开宝本草》：主诸风，宣通五脏，去腹内冷滞，心膈痰水，久积癥瘕，痃癖气块，膀胱宿脓恶水，腰膝冷疼，及疗折伤。

5.《本草逢源》：善下走，通十二经，能宣通五脏，治胃脘积痛，脚胫痹湿，痛风要药，消水破坚积。

（四）古方运用

1. 治手足麻痹，时发疼痛；或打扑伤损，痛不可忍，或瘫痪等症：威灵仙（炒）五两，生川乌头，五灵脂各四两。为末，醋糊丸，梧子大。每服七丸，用盐汤下。忌茶。（《普济方》）

2. 治噎塞膈气：威灵仙一把，醋、蜜各半碗，煎五分服，吐出宿痰。（《唐瑶经验方》）

注解：威灵仙可以化痰涎水湿，通梗阻。

3. 治停痰宿饮，喘咳呕逆，全不入食：威灵仙（焙）、半夏（姜汁浸焙）为末，用皂角水熬膏，丸绿豆大。每服七丸至十丸，姜汤下，一日三服，一月为验。忌茶、面。（《本草纲目》）

4. 治便毒：威灵仙、贝母、知母各一两，为末。每服三钱，空心酒调下，如不散再服。（《痈疽神秘验方》威灵仙散）

5. 治痞积：威灵仙、楮桃各一两。上为细末。每服三钱重，用温酒调下。（《普济方》化铁散）

6. 治大肠冷积：威灵仙末，蜜丸，梧子大。一更时，生姜汤下十丸至二十丸。（《经验良方》）

7. 治痔疮肿痛：威灵仙三两。水一斗，煎汤，先熏后洗，冷再温之。（《外科精义》）

8. 诸骨鲠咽：威灵仙一两二钱，砂仁一两，沙糖一盏。水二盅，煎一盅，温服。（《本草纲目》）

9. 治肾脏风壅，腰膝沉重：威灵仙末，蜜丸，梧子大，温酒服八十丸。平明微利恶物如青脓胶，即是风毒积滞；如未利，再服一百丸，取下。后食粥补之一月，仍常服温补药。（《孙兆方》放杖丸）

10. 治男妇气痛，不拘久近：威灵仙五两，生韭根二钱半，乌药五分，好酒一盏，鸡子一个。灰火煨一宿，五更视鸡子壳软为度。去渣温服，以干物压之，侧睡，向块边；渣再煎，次日服，觉刺痛，是其验也。（《摘元方》）

11. 治肠风病甚不瘥。威灵仙（去土）、鸡冠花各二两。上二味，锉劈，以米醋二升煮干，更炒过，捣为末，以生鸡子清和作小饼子，炙干，再为细末。每服二钱匕，空心，陈米饮调下，午复更一服。（《圣济总录》威灵仙散）

12. 放杖丸：威灵仙，上为末，炼蜜为丸，如梧桐子大。宣通五脏，主肾脏风毒积滞，腰膝沉重，腹内冷滞，心膈痰水久积、癥瘕痃癖气块，膀胱冷脓恶水，腰膝冷痛，腰脚肿痛麻痹。（方出《证类本草》卷十一引《集验方》，名见《证类本草》卷十一引《孙兆方》）

13. 双砂汤：缩砂、草果、威灵仙各等分。加砂糖少许，清水煎服。治骨鲠。（《外科全生集》）

（五）现代运用

1. 药对配伍

（1）威灵仙配射干：咽喉异物感。

（2）威灵仙配伍金钱草、白茅根：肝胆结石。

（3）威灵仙配伍鹿衔草、骨碎补：治疗骨刺。

（4）威灵仙配土茯苓、萆薢：痛风。

2. 名医用药心得

（1）李珍经验：威灵仙配伍射干治疗梅核气。

（2）李久成经验：重用威灵仙排结石。

（3）朱良春经验：用威灵仙配伍土茯苓、萆薢治疗痛风。

（六）临证要点

1. 应用指征：风、湿、痰、瘀，诸邪属于寒者。

2. 用量：10～30 克。

3. 禁忌：实热、气虚者不能用。

（七）小方拾遗

1. 威灵仙散：威灵仙 150 克。上药捣细罗为散，治腰脚疼痛久不愈。每次 3 克，空腹时以温酒调下，逐日以微利为度。（《太平圣惠方》卷四十四）

2. 宣阳汤：野台参 12 克，威灵仙 4.5 克，寸麦冬（带心）18 克，地肤子 3 克。水煎服。功能主治：益气宣利。治阳分虚损，气弱不能宣通，小便不利。（《医学衷中参西录》）

（八）临床感悟

威灵仙通十二经络，化痰软坚散结，治疗肝硬化、胆囊炎、结石等，临床需重视。

（九）医案

1. 李珍医案

患者，女，30 岁。咽部堵塞感，不痛或微痛，吐之不出，咽之无物，如梅核气。按前医治疗多取仲景半夏厚朴汤，或四逆散加味，或吴瑭的香附旋覆花汤常能有效。但唐山吕中医师对该患者投以半夏汤厚朴加柴胡、金莲花、代代花、玉蝴蝶、合欢花，6 剂不效。初以为时日尚少，继照上方又 3 剂，三诊告知，9 剂下咽，未见寸效。再三思索，药症不悖，何以不效？沉思良久，悟及清人贾九如《药品化义》中说："灵仙气和，味微苦，性凉而急，能升能降，走而不守，宣通十二经络，凡痰湿壅滞经络形成的骨节疼痛或肿，或麻木，用此疏通经络壅滞之血滞、痰瘀便能消散。因其性凉又微苦，对风湿之邪郁遏日久化热者亦相宜。"乃推想此药对肝郁气滞而引起的诸症也可能起到作用。于是投原方加减威灵仙与射干各 10克，3 剂以观后效，4 天后，病去其半，又 3 剂病愈，之后凡遇此类患者，每加威灵仙、射干，每得心应手。(《岐黄用意：巧治疑难杂证》)

2. 李久成医案：重用威灵仙排石

刘某，男，20 岁。1991 年 3 月 30 日初诊。

4 天前右侧腰部突然剧痛，当地医院注射止痛针后缓解。刻诊：右侧腰部间断隐痛胀满，小便色黄，舌质微紫暗，脉弦。B 超检查提示右侧输尿管上段结石，右肾轻度积水。予威灵仙 30 克，金钱草、白茅根各 30 克，车前子、鸡内金、枳壳各 15 克，乌药 12 克。服上方 7 剂后，腰部胀痛基本消失。续服上方 7 剂后复查 B 超：双肾及输尿管未见结石，未见肾积水。

按语：威灵仙属祛风湿药，临床中一些医者根据其有软化鱼骨的作用，将其引申用于治疗骨质增生症，取得了较好疗效，近几年来，有人以单味威灵仙煎水内服治疗胆石症，亦获满意疗效。笔者根据古今医家的实践，在治疗尿路结石时，常于方中试用威灵仙 30～50 克，疗效颇佳，未见不良反应。

四十五、虎杖

(一) **性味**

味微苦，性微寒。

(二) **定性**

阳明经药物。

（三）历代本草论述

1.《名医别录》：主通利月水，破留血癥结。

2.陶弘景：主暴瘕，酒渍服之。

3.《药性论》：治大热烦躁，止渴，利小便，压一切热毒。

4.《本草拾遗》：主风在骨节间及血瘀。煮汁作酒服之。

5.《日华子本草》：治产后恶血不下，心腹胀满。排脓，主疮疖痈毒，妇人血晕，扑损瘀血，破风毒结气。

（四）古方运用

1.治毒攻手足肿，疼痛欲断：虎杖根，锉，煮，适寒温以渍足。（《补辑肘后方》）

2.治筋骨痰火，手足麻木，战摇，痿软：斑庄根一两，川牛膝五钱，川茄皮五钱，防风五钱，桂枝五钱，木瓜三钱。烧酒三斤泡服。（《滇南本草》）

注解：斑庄根是虎杖的一个别名。

3.治五淋：苦杖不计多少，为末。每服二钱，用饭饮下，不拘时候。（《姚僧坦集验方》）

4.治月经闭不通，结瘕，腹大如瓮，短气欲死：虎杖根（去头去土，曝干，切）百斤，土瓜根、牛膝各取汁二斗。上三味细切，以水一斛，浸虎杖根一宿，明日煎取二斗，内土瓜、牛膝汁，搅令调匀，煎令如饧。每以酒服一合，日再夜一。宿血当下，若病去，止服。（《千金要方》）

注解：虎杖通经活血。

5.治妇人月水不利，腹胁烦闷，背膊烦疼：虎杖三两，凌霄花一两，没药一两。上药，捣细罗为散。不计时候，以热酒调下一钱。（《太平圣惠方》）

6.治产后瘀血血痛，及坠扑昏闷：虎杖根，研末，酒服。（《本草纲目》）

7. 治腹内积聚，虚胀雷鸣，四肢沉重，月经不通，亦治丈夫病：高地虎杖根细切二斛，以水二石五斗，煮取一大斗半，去滓，澄滤令净，取好醇酒五升和煎，令如饧。每服一合，消息为度，不知，则加之。（《千金要方》虎杖煎）

8. 治肠痔下血：虎杖根，洗去皴皮，锉焙，捣筛，蜜丸如赤豆，陈米饮下。（《本草图经》）

（五）现代运用

1. 药对配伍

（1）虎杖配茵陈、栀子：湿热带下。

（2）虎杖配地榆、紫草：烧烫伤。

（3）虎杖配桃仁、红花：跌打。

（4）虎杖配鱼腥草：肺热咳嗽。

2. 名医用药心得

（1）遵义医学院急腹症研究治疗小组治疗胆石症方：虎杖、金钱草、木香、枳壳、延胡索、栀子、大黄，方中重用虎杖 100 克。

（2）晁恩祥经验：用虎杖配鱼腥草治疗肺热咳嗽。

（六）临证要点

1. 应用指征：咳嗽，月经不通，跌打，带下属于湿热者。

2. 用量：10～30 克。

3. 禁忌：虚寒者，大便稀溏者不能用。

（七）临床感悟

虎杖治疗肺热，痰黄黏稠者效佳，对烫伤、痹证，效果亦佳。

（八）医案

焦某，男性，70岁。主因咯血4天入院，经检查明确为肺部占位，支气管镜提示右肺癌，病理性质为鳞癌。因为体质差、纵隔有多个淋巴结转移而无法化疗，进行放疗。放疗5天后，患者出现咳嗽，少痰，咯血减少，纳差，二便正常，舌质暗红，舌苔黄厚腻，脉弦。证属肺瘀热蕴，治宜清肺解毒、化痰止咳。

处方：炙麻黄10克，杏仁10克，虎杖25克，桃仁10克，红花10克，青黛6克，鱼腥草25克，枇杷叶10克，百部10克，紫菀10克，侧柏叶10克，荷叶炭10克，焦三仙各30克，3剂，水煎服。

3剂后咳嗽基本消失，咯血停止，后以培土生金法固护后天之本，加少量虎杖、鱼腥草而坚持至放疗消失。3个月后复查胸部CT，结果显示肿块明显缩小，未见明显纤维化病灶形成。（《晁恩祥临证方药心得》）

四十六、徐长卿

（一）性味

味辛，性温。

（二）定性

太阴经药物。

（三）历代本草论述

1.《神农本草经》：主蛊毒，疫疾，邪恶气，温疟，主注易亡走，啼哭，悲伤，恍惚。

2.《名医别录》：益气。

3.《生草药性备要》：浸酒，除风湿。

4.《简易草药》：治跌打损伤，筋骨疼痛。

5.《岭南采药录》：治小儿腹胀，青筋出现。又治癫狗咬伤。

6.《中国药植志》：治一切痧症和肚痛，胃气痛，食积，霍乱。

（四）古方运用

1.治恶庄心痛，闷绝欲死：鬼督邮（末）一两，安息香（酒浸、细研，去滓，慢火煎成膏）一两。上药，以安息香煎和丸如梧桐子大。不计时候，以醋汤下十丸。（《太平圣惠方》）

注解：鬼督邮是徐长卿的一个别名。

2.治腹胀：徐长卿三钱。酌加水煎成半碗，温服。（《吉林中草药》）

3.治风湿痛：徐长卿根八钱至一两，猪精肉四两，老酒二两。酌加水煎成半碗，饭前服，日二次。（《福建民间草药》）

4.皮肤瘙痒：徐长卿适量，煎水洗。（《吉林中草药》）

5.治跌打肿痛，接骨：鲜徐长卿适量，捣烂敷患处。（《中草药土方土法战备专楫》）

（五）现代运用

1.药对配伍

（1）徐长卿配白鲜皮：祛风止痒。

（2）徐长卿配姜黄：宣痹止痛。

（3）徐长卿配乌梅：水土不服引起的泄泻。

（4）徐长卿配延胡索、川楝子：胃痛。

（5）徐长卿配伍麻黄、半夏：虚寒咳嗽。

（6）徐长卿配伍黄芩、南沙参：肺热咳嗽。

2.名医用药心得

（1）徐俊经验：徐长卿 30～60 克单味药物煎水，口服或是外洗治疗外阴痒疹效果显著。

（2）朱良春经验：徐长卿通络止痛治疗头痛，活血利水消肿，散风止痒消瘾疹，止咳化痰治疗久咳。

（3）陈鼎琪经验：用徐长卿治疗痹证、瘀血闭经。

（4）石恩骏经验：徐长卿 25 克，蜂蜜 15 克，水煎服，治疗急慢性荨麻疹，或徐长卿粉碎做成蜜丸，每次 9 克，每天 3 次。

（六）临证要点

1.应用指征：久咳，疼痛，瘾疹，痹证，瘀血。

2.用量：10～30 克。

（七）临床感悟

徐长卿辛、微温，散寒止痛，一般 10～30 克；同时长于治疗皮肤病，重视临床体会。

（八）医案

徐俊医案：徐长卿治疗外阴瘙痒

在临床实践中应用单味徐长卿适量（30～60 克），口服及煎水洗治疗外阴疹痒，取得良好的疗效。

如治麻某，女，50 岁，1996 年 7 月 5 日就诊。患者外阴瘙痒 5 年，经西医妇科多次检查，无真菌及滴虫生长。服用西药和中药，疗效均不佳，乃一试此方。予徐长卿 30 克，煎 10 分钟，煎汁 250 毫升，50 毫升口服，200 毫升熏洗外阴。1 周后，自觉症状有所缓解，继续巩固治疗，1 个月后痊愈，随访 3 年未复发。

徐长卿，味辛性温，归肝、胃经，具有祛风止痛、止痒功效。不明原因的外阴瘙痒可能与精神因素有关，而徐长卿归肝经，不仅能祛风止痒，而且能够活血疏肝，故能取效。

四十七、川芎

（一）性味

味辛，性温。

（二）定性

太阴经药物。

（三）历代本草论述

1.《神农本草经》：主中风入脑头痛、寒痹，筋脉缓急，金疮，妇人血闭无子。

2.《名医别录》：无毒。主除脑中冷动，面上游风去来，目泪出，多涕唾，忽忽如醉，诸寒冷气，心腹坚痛，中恶，卒急肿痛，胁风痛，温中内寒。

3.《日华子本草》：治一切风，一切气，一切劳损，一切血；补五劳，壮筋骨，调众脉，破癥结宿血；养新血，长肉，鼻洪，吐血及溺血，痔瘘，脑痈发背，瘰疬瘿赘，疮疥，及排脓消瘀血。

（四）古方运用

1. 妇人血闭无子：如温经汤、芎归胶艾汤。

2. 主中风入脑头痛：治疗风寒伏邪，入侵头痛，一般大剂量运用 30 克左右。如散偏汤，白芍 15 克，川芎 30 克，郁李仁 3 克，柴胡 3 克，白芥子 9 克，香附 6 克，甘草 3 克，白芷 1.5 克。疏肝解郁，活血止痛。治郁气不宣，又加风邪袭于少阳经，遂致半边头风。或痛在右，或痛在左，其痛时轻时重，遇顺境则痛轻，遇逆境则痛重，遇拂抑之事而更加风寒之天，则大痛而不能出户。水煎服。（《辨证录》卷二）

注解：本方有柴胡、甘草可以看成最简单的小柴胡汤；芍药甘草汤缓急止痛，同时可以缓解川芎的燥性；川芎、白芷止头痛专科药物，只要风寒久瘀寒痛，川芎可以再加量至 50 克，白芷 20～30 克；白芥子化痰通络，久病多痰，痰易入络；香附与川芎行气通络止痛。

3. 寒痹，筋脉缓急，宜辛温通络，祛风燥湿，祛痹：如《千金》小续命汤，药用防己、肉桂（去粗皮）、黄芩、杏仁（去皮、尖、炒黄）、芍药（白者）、甘草、川芎、麻黄（去根、节）、人参（去芦）各一两，防风（去芦）一两半，附子（炮、去皮、脐）半两。

4. 治产后心腹痛：川芎（洗，锉）、桂心（不见火，锉）、木香（锉，晒干）、当归（去芦须，洗，锉，焙）、桃仁（去皮、尖并双仁，炒黄）各一两。上为细末，每服一钱，热酒调下。如不欲饮酒，即用水一盏，药末二钱，煎至七分，带热服。（《卫生家宝方》川芎散）

5. 治产后血晕：当归一两，川芎五钱，荆芥穗（炒黑）二钱。水煎服。（《奇方类编》）

6. 治首风旋晕，眩急，外合阳气，风寒相搏，胃膈痰饮，偏正头疼，身拘倦：川芎一斤，天麻四两。上为末，炼蜜为丸，每两作十丸。每服一丸，细嚼，茶酒下，食后。（《宣明论方》川芎丸）

7. 胁风痛，肝以辛补之；行气活血，止肝虚寒胁痛，目泪出：如《千金》补肝汤，药用甘草一两，桂心一两，山茱萸一两，细辛二两，桃仁二两，柏子仁二两，茯苓二两，防风二两，大枣二十四枚。上㕮咀。以水九升，煮取五升，去滓，分三次服。功能主治：肝气不足，两胁下满，筋急不得太息，四肢厥冷，抢心腹痛，目不明了；及妇人心痛，乳痈，膝热消渴，爪甲枯，口面青者。（《千金要方》卷十一）

8. 安胎：川芎葱白汤，药用川芎二两，葱白（切）一升。胎动不安，水七升，煮取二升半，分温三服。（方出《经效产宝》卷上，名见《普济方》卷三四二）

9. 川芎茶：紫苏叶（锉碎）、生姜（锉丝）、鲜川芎梗叶（锉碎，如无，用干川芎亦可）、陈皮、鲜菖蒲（用根，锉丝）各等分。作一盒，细茶一盒，于五月五日午时洗干净手收药，与茶拌匀，用厚纸包封，勿令泄气，焙干，瓷瓶收贮。感冒风寒，头痛鼻塞，身体拘急，畏风者。每服用时，加葱白，用滚汤泡一盏，热服之，汗出即愈。（《万氏家抄方》卷一）

10. 面上游风去来，目泪出：补肝汤，药用当归、生地黄、芍药、川芎、酸枣仁、木瓜、甘草。水煎服。养血柔肝，活血调经。主肝血不足，头目眩晕，少寐，月经量少，以及血不养筋，肢体麻木，小腿转筋。（《医学六要·治法汇》卷七）

（五）现代运用

1. 药对配伍

（1）川芎配白芷：风寒瘀头痛。

（2）川芎配当归：行气活血。

（3）川芎配菊花、石膏：风热头痛

（4）川芎配羌活、独活：祛风湿。

（5）川芎配乳香、没药：跌打损伤。

2. 名医用药心得

（1）卢芳经验：治疗三叉神经疼痛或是风寒湿瘀引起的头痛，用川芎

50～100 克。

（2）李可经验：治疗少阳头痛的柴胡细辛芎芷汤，重用川芎 90 克。

（六）临证要点

1.应用指征：风、寒、湿、瘀引起疼痛，如头痛、肋痛、血瘀痛，血行不畅。

2.用量：常规用量 10～30 克，大剂量 50～90 克。

3.禁忌：实热，阴虚火旺不能用。

（七）药材质量

拳形团块状，结节起伏波环样，质坚色灰黄难折断，切面黄白层纹显，散有黄色小油点，香气浓郁味苦辛。

（八）小方拾遗

1.当归川芎汤：当归、川芎、熟地黄、白芍药（炒）、延胡索（炒）、红花、香附、青皮（炒）、泽兰、牡丹皮、桃仁。上水煎，加童便、酒各小半盏服。小产后瘀血，心腹疼痛，或发热恶寒。（《校注妇人良方》卷十三）

注解：川芎活血化瘀行气。

2.川芎神功散：川芎四钱，甘草一分，川乌头半两，吴白芷半两，天南星半两，麻黄半两。每服二钱，水一盏，加生姜三片，煎至半盏，投清酒半盏。服后避风。清神。主风热上攻，偏正头痛，无问微甚久新，头面昏眩。

注解：川芎、白芷祛风寒疼痛，不管新旧；川乌头散寒止痛，生姜解毒增效；麻黄、生姜、白芷散寒；天南星化痰结；清酒上行带药物上行到达病处。本方都是辛温药物，适应于风寒所致头痛，实热头痛不宜。

（九）临床感悟

川芎活血通络止痛，小剂量即可；治疗久寒顽固头痛，大剂量 30～50 克，方可见效快。

（十）医案

川芎茶调散治疗顽固性头痛

李某，男，30 岁，四川绵阳三台人，2013 年 4 月 20 日初诊。

头痛三年加重一个月，听人介绍前来就诊。患者头痛三年，疼痛剧烈，痛时需要服镇痛药物缓急，最近疼痛加剧，疼痛频率增多。现症见矮胖壮实体型，面白，痛苦面容。头痛，全头痛，痛如针刺，受寒加重，见热缓解，怕冷，不出汗，舌质淡白，舌苔淡白，口不干，口不苦，脉浮紧有力，诊断为太阳表实（伏邪）证。

处方：川芎茶调散。川芎 40 克，白芷 30 克，细辛 10 克，薄荷（后下）10 克，炙甘草 10 克，羌活 10 克，防风（后下）10 克，荆芥（后下）10 克。3 剂。水煎服，煎煮一次，分三次服用完。

4 月 24 日二诊：头痛减轻百分之七八十，从来没有过的清爽，非常开心，再抓 6 剂，

5 月 4 日三诊：他准备外出继续打工，一诊处方去细辛，6 剂打成粉善后，服后痊愈，多年一直未再复发。

四十八、当归

（一）性味

味甘，性温。

（二）定性

太阴经药物。

（三）历代本草论述

1.《神农本草经》：味甘温。主咳逆上气，温疟寒热，洗在皮肤中。女子漏下，绝子，诸恶创疡金疮，煮饮之。

2.《名医别录》：辛，大温。温中止痛，除寒血内塞，中风痉，汗不出，湿痹，中恶寒气，虚冷，补五脏，生肌肉。

3.《药性论》：止呕逆，虚劳寒热，破宿血，主女子崩中，下肠胃冷，补诸不足，止痢腹痛。单煮饮汁，治温疟。主女人沥血腰痛，疗齿疼痛不可忍，患人虚冷加而用之。

4.《日华子本草》：治一切风，一切血；补一切劳，破恶血，养新血及主癥癖。

（四）古方运用

1.女子漏下绝子，月经不调：如温经汤、胶艾汤。

2.治产后腹中疞痛，疝气痛：当归三两，生姜五两，羊肉一斤。上三味，以水八升，煮取三升，温服七合，日三服（《金匮要略》当归生姜羊肉汤）或是当归建中汤。

3.治妊娠小便难，饮食如故：当归、贝母、苦参各四两。三味末之，炼蜜丸如小豆大，饮服三丸，加至十丸。（《金匮要略》当归贝母苦参丸）

4.主湿热下注，大便下血，先血后便者：如赤小豆当归散。

5.安胎：如当归散、当归芍药散。

6.皮肤瘙痒，疹病：治风先治血，血行风自灭，如当归蒺藜煎，药用当归、熟地黄、芍药（酒炒）、何首乌各二钱，荆芥穗、炙甘草、防风、川

芎、白芷各一钱，炒白蒺藜三或五钱。痈疽疮疹，血气不足，邪毒不化，疮口肿痛，脓水淋漓者。(《景岳全书》)

注解：本方四物汤合定风丹加荆芥、防风、白芷。

7. 当归活血散：当归6克、没药4.5克、乳香1.5克、白芍药9克。上为细末。每服3克，用水150毫升，煎至100毫升，连滓温服，每日二次。妇人酒调服。疮既发，不须再服。(《儒门事亲》卷十五)

8. 治白虎风，疼痛不止：当归一两，桂心一两，地龙(微炒)一两，白僵蚕(微妙)一两，威灵仙一两，漏芦一两，川芎一两，白芷一两。上药，捣细罗为散，每服，不计时候，以热酒调下二钱。(《太平圣惠方》当归散)

9. 治大便不通，叶天士养脾阴法：火麻仁12克，苦杏仁9克，大麦仁12克，柏子仁12克，全当归9克，白芍9克，蜜50克。

注解：本方就是《金匮要略》的麻子仁丸加减。去掉麻子仁中的枳实、大黄；加当归，归芍配伍生津润燥，加大麦仁、柏子仁，蜂蜜生津润通便，比麻子仁丸少了苦寒伤津之品，加了濡润之品。

10. 治妊娠胎动不安，腰腹疼痛：当归(锉)半两，葱白(细切)一分。上二味，先以水三盏，煎至二盏，入好酒一盏，更煎数沸，去滓，分作三服。(《圣济总录》安胎饮)

11. 治汤泼火烧疮，疼痛甚者：白蜡一两，麻油四两，当归(生锉)一两半。先将油煎当归令焦黑，滤去滓，次入蜡，候消，相次急搅之，放冷入磁盒中收，以故帛子涂贴。(《圣惠方》神效白膏)

12. 咳气上逆，当归治疗风寒燥咳：金水六君煎，药用当归二钱，熟地黄三五钱，陈皮钱半，半夏二钱，茯苓二钱，炙甘草一钱。养阴化痰。治肺肾虚寒，水泛为痰，或年迈阴虚，血气不足，外受风寒，咳嗽呕恶，喘逆多痰。(《景岳全书》卷五十一)

13. 治疗下利：《千金》当归汤疗产后下痢腹痛，药用当归、龙骨各三两，干姜、附子、甘草、熟艾各一两，白术二两、川芎二两半。上味细切，以水五升，煮取二升半，去滓，分为三服，日三，一日令尽。忌猪肉、冷水、桃、李、雀肉、毒物。（《妇人大全良方》）

注解：四逆汤加龙骨收敛，艾叶、当归温中止利，川芎行气，白术燥湿。

14.当归汤：治衄血吐血方。当归、干姜、芍药、阿胶各二两，黄芩三两。上五味㕮咀，以水六升煮取二升，分三服。（《千金要方》）

注解：本方治疗虚寒出血，出血量少，色淡，四肢冷，脉细弱；若出血颜色鲜红用本方会，加重。

15.温中止痛：当归中建中汤，或是范汪四味当归汤。

四味当归汤：当归、桂心、干姜各三两，甘草（炙）二两。上切。以水800毫升，煮取300毫升。分两次温服。虚寒腹痛。（《外台秘要》卷七引《范汪方》）。

注解：范汪四味当归汤，就是甘草干姜汤合桂枝甘草汤加当归温中。

16.湿痹疼痛：如当归拈痛丸。

（五）现代运用

1.药对配伍

（1）当归配芍药：活血养血。

（2）当归配白蒺藜：祛风止痒。

（3）当归配赤小豆：下血。

（4）当归配生姜、羊肉：腹痛。

（5）当归配贝母、苦参：小便不通。

（6）当归配黄芪：补血补气。

2.名医用药心得

（1）孙建华经验：用活络效灵丹合四妙勇安汤治疗闭塞性脉管炎，重用当归 30～120 克。

（2）姚西贤经验：用当归治疗慢性肝炎、肝硬化、老年慢性便秘，用量 10～60 克。

（六）临证要点

1. 应用指征：疼痛，贫血，血瘀，失血，皮肤干燥皲裂，皮色萎黄，疲倦乏力，脉细涩，属于里虚寒者。

2. 用量：10～30 克。

3. 禁忌：大便稀溏者不能用。

（七）小方拾遗

1. 当归贝母苦参丸：治疗妇人小便难，男人前列腺增生引起的小便难，皮肤痒等疾病。

2. 神效当归膏：当归、生地黄各一两，麻油四两，黄蜡一两先将归地入油煎枯，去渣，入蜡熔，先搅匀，候冷。贴发背痈疽杖疮尤妙。治汤火等疮，肉虽伤而未坏者，用之自愈。肉已死者，用之自溃，新肉易生。（《冯氏锦囊秘录》）

（八）相近药物鉴别

当归和川芎都可以活血行血，川芎可以治头痛，治疗寒痹，肋风痛；当归可以治疗燥咳、干咳，温中治痛，养血祛风，润肠通便。

（九）临床感悟

当归治疗燥咳，干咳无痰，大便干燥，皮肤干燥皲裂，皮色萎黄，效果均佳。

(十) 医案

当归四逆汤治疗剧烈头痛

翟某,男,38 岁,四川旺苍普济镇人,2017 年 11 月 3 日初诊。

患者是笔者高中同学,微信问诊于笔者,主诉头痛剧烈疼痛多年。中等偏瘦体型,苍老,头顶上头发掉得差不多了,面少神,怕冷,不发热,要出汗,头痛,见冷风加重,剧烈疼痛,如锥子刺,夏天爱吃冷饮和睡地板,二便正常,吃饭可以,舌质白,舌苔白,口不干,口不苦,口不渴,不想喝水,没有脉诊。

分析:怕冷,怕风,爱出汗,太阳表虚;过早脱发,面少神,早衰与年龄不相仿,是少阴病,如果脉诊沉就更加有说服力;夏天吃冷饮和睡地板,符合伏邪特点,与"冬伤与寒,春必温病"道理一样,夏天的寒饮到冬天寒冷时发。辨证为太阳表虚寒与少阴里虚寒合并证。

处方:当归四逆汤加川芎、白芷。当归 30 克,桂枝尖 30 克,炒白芍 30 克,大枣 30 克,白细辛 30 克,鸡血藤 30 克,川芎 40 克,白芷 30 克。4 剂。1 剂药浸泡半个小时,敞开盖子煎煮 40 分钟,分 4 次喝完。

快递药后,很久没有复诊,笔者微信追问,他说好了,完全不痛了,笔者劝其多少吃几剂,他就是不愿意吃药,嫌药太辣(细辛)。

四十九、白蔹

(一) 性味

味苦,性平、微寒。

(二) 定性

阳明经药物。

（三）历代本草论述

1.《名医别录》：味甘、无毒，主下赤白，杀火毒。

2.《神农本草经》：味苦、平，微寒。主痈肿疽疮，散结气，止痛除热，目中赤，小儿惊痫，温疟，女子阴中肿痛。

3.《药性论》：治面上疱疮。

4.《日华子本草》：止惊邪，发背，瘰疬，肠风，痔漏，刀箭疮，扑损，温热疟疾，血痢，烫火疮，生肌止痛。

（四）古方运用

1. 痈肿疽疮，连翘漏芦汤可疗伤寒热毒作赤色，痈疽、丹疹、肿毒，及眼痛生障翳，药用连翘二两，漏芦二两，麻黄二两，黄芩二两，大黄三两，升麻二两，枳实三两，白蔹二两，白薇二两，炙甘草二两。（《千金要方》）

注解：本方是太阳表实合并阳明证，麻黄在方中主要起宣郁透发火郁作用，非常重要；麻黄与连翘、漏芦、大黄、黄芩同用就不是发汗，而是发散火郁，而给内在的火郁找出路。

2. 目中赤，阳明湿热或阳明内热引起的目赤证：《千金》连翘漏芦汤。

3. 女子阴中肿痛，带下赤白：《千金》连翘漏芦汤

4. 治疗脚挛拘挛，清热利湿热，湿热去则筋络舒展，治风湿挛不可屈伸方：白蔹苡仁汤，药用白蔹、薏苡仁、芍药、桂心、酸枣仁、牛膝、干姜、甘草各一升，附子三枚（《千金翼方》有车前子）。上九味㕮咀，以醇酒二斗渍一宿，微火煎三沸，每服一升，日三，扶杖起行。不耐酒五合。

注解：本方就是桂枝汤加四逆汤加芍药甘草附子汤，太阳表虚合并少阴证，再加白蔹、薏苡仁祛湿舒缓经络，牛膝强健经络，加酸枣仁，入肝经补肝养经络，同时可以除烦，因为抽筋使人心情烦躁。

5. 治吐血、咯血不止：白蔹三两，阿胶（炙令燥）二两。上二味，粗捣筛，每服二钱匕，酒水共一盏，入生地黄汁二合，同煎至七分，去滓，食后温服。如无地黄汁，入生地黄一分同煎亦得。（《圣济总录》白蔹汤）

注解：白蔹收敛止血，阿胶养血止血，生地黄凉血清热，化瘀止血。

6. 皮肤中热痱、瘰疬：白蔹、黄连各二两，生胡粉一两。上捣筛，容脂调和敷之。（《刘涓子鬼遗方》白蔹膏）

7. 聤耳出脓血：白蔹、黄连（去须）、龙骨、赤石脂、乌贼鱼骨（去甲）各一两。上五味，捣罗为散。先以绵拭脓干，用药一钱匕，绵裹塞耳中。（《圣济总录》白蔹散）

8. 治白癜风，遍身斑点瘙痒：白蔹三两，天雄（炮裂，去皮脐）三两，商陆一两，黄芩二两，干姜（炮裂，锉）二两，踯躅花（酒拌炒令干）一两。上药捣罗为细散，每于食前，以温酒调下二钱。（《太平圣惠方》白蔹散）

9. 治瘰疬生于颈腋，结肿寒热：白蔹、甘草、玄参、木香、赤芍药、川大黄各半两。上药捣细罗为散，以醋调为膏，贴于患上，干即易之。（《太平圣惠方》白蔹散）

10. 治冻耳成疮，或痒或痛者：黄柏、白蔹各半两。为末。先以汤洗疮，后用香油调涂。（《仁斋直指方》白蔹散）

11. 白蔹薄方：白蔹、大黄、黄芩各等分。上药治下筛。痈疽，和鸡子白涂布上，薄痈上，干燥辄易之。亦可以三指撮药末，置三升水中煮三沸，绵注汁，拭肿上数十过，以寒水石末涂肿上，纸覆之，燥，复易，一易，辄以煮汁拭之，昼夜二十易之。（《刘涓子鬼遗方》）

12. 白蔹散：白蔹（末）三分，白及（末）半两，生油麻（生捣）二合。上为末。小儿冻手，皴裂成疮，冻疮，偏发耳上及手足，令燉肿生疮，白蔹汤。（《普济方》卷四〇七、《太平圣惠方》卷九十一）。

13. 肠风，痔漏：槐耳丸，药用槐耳一两，白蔹一两，艾叶一两，蒲黄一两，白芷一两，黄芪三两，人参三两，续断三两，禹余粮三两，当归三两，橘皮三两，茯苓三两，猬皮三两，干地黄三两，牛角腮四两，马白蹄四两，猪后悬蹄二十一个。上为细末，酒煮面糊为丸，如梧桐子大。女人白崩，及痔病连血脏，服诸药不愈者，及崩漏。（《鸡峰》卷十五）

（五）现代运用

1. 药对配伍

（1）白蔹配漏芦：皮肤专科药。

（2）白蔹配大黄、芒硝：疮疡红肿热痛。

（3）白蔹配狗脊、鹿角霜：带下清稀。

（4）白蔹配槐花：治疗痔疮出血．

（5）白蔹配地肤子：治疗淋浊。

2. 名医用药心得

徐志瑛经验：徐氏三白汤由白蔹、白芷、白及组成，清伏热，散郁结，祛风凉血，托疮生肌。

（六）临证要点

1. 应用指征：痈疽，疮疡，带下，出血，痔疮属于湿热最佳。

2. 用量：10～30 克。

3. 禁忌：虚寒者不能用。

（七）小方拾遗

（1）白蔹散：鹿茸一两，白蔹十八铢，狗脊半两。上药治下筛。漏下色白，每服方寸匕，空心米饮下，日三次。（方出《千金要方》卷四、名见《圣济总录》卷一五二）

注解：本方寒温搭配，治疗督脉空虚带下清稀无嗅。

（2）白蔹膏：白蔹、白及、白僵蚕、当归、大黄、乳香、桃枝、柳枝、槐枝、桑枝、皂荚枝各等分。上为末，每用香油一斤，入前药浸三宿，缓火熬，以焦黄色为度，滤去滓，加黄丹半斤，候油欲再滚，即掇锅于地上，用槐枝频搅匀，滴水中不散为度。一切恶疮肿毒。（《普济方》卷三一三）

注解：本方是非常好的外用治疗恶疮的方子。

（八）临床感悟

白蔹可收敛脓水、带下等水湿，同时可清热解毒，软坚散结治疮疡，治疗红肿热痛、疮疡很对症。

（九）医案

《千金》漏芦汤加味治疗面部痤疮

仁某，男，28岁，四川绵阳人。2019年11月3日初诊。

面部痤疮五年，听人介绍来治疗。患者五年前出现痤疮，面部为多，身上也有，经过多年治疗效果不大，他的一个女同事在笔者这里用五积散加减治疗好痤疮后介绍他来治疗。现症见高个子，面黄黑，颜面有很多痤疮，红色，身上少许，平时缓解，喝酒加重。不出汗，不发热，恶寒，舌质红，舌苔薄黄，舌尖红，口干，口不苦，二便正常，大便正常，小便微黄，脉数有力。

辨证：太阳阳明火郁证。

处方：《千金》漏芦汤。生麻黄6克，白芷20克，枳实20克，大黄6克，升麻20克，白蔹15克，漏芦15克，赤芍15克，黄芩15克，竹叶10克，炙甘草10克。3剂，日一剂。

11月16日二诊：患者感到有效果，效不更方，一诊处方原方3剂。

后来患者又来几次，都是一诊处方微调一二药物，直到痊愈而停药。

五十、漏芦

（一）性味

味苦、咸，性寒。

（二）定性

阳明湿热药物。

（三）历代本草论述

1.《神农本草经》：味苦，咸寒。主皮肤热，恶创，疽痔，湿痹，下乳汁。

2.《名医别录》：味咸，大寒，无毒。主治遗溺，热气疮疡如麻豆，可作浴汤。

3.《药性论》：治身上热毒风生恶疮，皮肌瘙痒瘾疹。

4.《日华子本草》：治小儿壮热，通小肠，（治）泄精，尿血，风赤眼，乳痈，发背，瘰疬，肠风，排脓，补血，治扑损，续筋骨，敷金疮，止血长肉，通经脉。

（四）古方运用

1.热气疮疡如麻豆、皮肤热：漏芦、荆芥、白鲜皮、浮萍、牛膝、当归、蕲蛇，枸杞子各一两，甘草六钱，苦参二两。浸酒蒸饮。治皮肤瘙痒，阴疹，风毒，疮疥。（《本草汇言》）

2.恶创、疽痔：漏芦、连翘、紫花地丁、贝母、金银花、甘草、夏枯

223

草各等分,水煎服。治瘰疬,排脓、止痛、生肌。(《本草汇言》)

3.下乳汁、通乳:漏芦二两半,栝楼(急火烧焦存性)十个,蛇蜕(炙)十条。上为细散,每服二钱,温酒调服,不拘时,良久吃热羹汤助之。治乳妇气脉壅塞,乳汁不行,及经络凝滞,乳内胀痛,留蓄邪毒,或作痈肿。(《局方》漏芦散)

4.室女月经不调:漏芦(去芦头)、当归(切,焙)、红花子、枳壳(去瓤,麸炒)、白茯苓(去黑皮)、人参各半两。上六味,粗捣筛,每服三钱匕,水一盏,煎七分,去滓,温服,不拘时。(《圣济总录》漏芦汤)

5.治冷劳泄痢及妇人产后带下诸疾:漏芦(去芦头)一两,艾叶(去梗炒)四两。上二味,捣罗为末,用米醋三升,入药末一半,先熬成膏,后入余药和丸如梧桐子大。每服三十丸,温米饮下,食前服。(《圣济总录》漏芦丸)

6.治历节风,筋脉拘挛,骨节疼痛:漏芦(去芦头,麸炒)半两,地龙(去土,炒)半两。上二味捣罗为末。先用生姜二两取汁,蜜二两,同煎三、五沸,入好酒五合,以瓷器盛。每用七分盏调药末一钱半匕,温服不拘时。(《圣济总录》古圣散)

7.治疽作二日后,退毒下脓:黄芪(生用)、连翘各一两,大黄一分(微炒),漏芦(有白茸者)一两,甘草(生用)半两,沉香一两。上为末,姜、枣汤调下。(《集验背疽方》漏芦汤)

8.漏芦汤:漏芦、白蔹、槐皮、五加皮、甘草各22.5克,蒺藜子60克。共为粗末。治脚气,脚上风毒,肿痛瘙痒,黄水流溢。每用150克,水煎汤,淋洗患处。(《疡科选粹》)

9.《千金》漏芦汤:治小儿热毒痈疽,赤白诸丹毒疮疖方。漏芦、连翘(《肘后》用白薇)、白蔹、芒硝(《肘后》用芍药)、甘草各六铢,大黄一两,升麻、枳实、麻黄、黄芩各九铢。十味㕮咀,以水一升半,煎取五合,儿生一日至七日取一合分三服，八日至十五日取一合半分三服，十六日至二十日取二合分三服，二十日至三十日取三合分三服，三十日至四十日取五合分三服（《肘后》治大人各用二两，大黄三两。以水一斗煮取三升，分三服，其丹毒须针去血，《经心录》无连翘有知母、芍药、犀角各等分）。

（五）现代运用

1. 药对配伍

（1）漏芦配白蔹：皮肤专科药物。

（2）漏芦配通草、钟乳石：通乳。

（3）漏芦配枳实、防风：祛风止痒。

2. 名医用药心得

（1）陈凤山经验：漏芦治疗缺乳，用漏芦 10 克，鸡蛋两个。加水一碗半，水煎去渣，冲服鸡蛋，每日 1 剂。

（2）周仲瑛经验：漏芦配伍白花蛇舌草治疗肿瘤，效果非常好。

（六）临证要点

1. 应用指征：乳汁不通，皮肤痈疽，湿痹者属于湿热者。

2. 用量：内服 10～20 克；外用适量。

3. 禁忌：阴证寒证不能用。

（七）小方拾遗

1. 漏芦汤：漏芦、通草各二两，钟乳石一两，黍米一升。上㕮咀。同煎，候米熟，滤去滓，温服，不拘时候。（《千金要方》卷二）

注解：漏芦配通草通乳，尤其是钟乳石通乳明显。

2. 漏芦丸：风瘾疹。漏芦一两，枳壳（麸炒，去瓤）三两，苦参三

两，防风、川大黄、乌蛇。上为细末，炼蜜为丸，如梧桐子大。（《证治准绳·疡医》卷五）

3.揭肿方：大黄、黄芩、白蔹、芒硝各三分。上四味㕮咀，以水六升煮取三升汁，故帛四重内汁中，以揭肿上，干即易之。无度数，昼夜为之。（《千金要方》）

（八）相近药物鉴别

白蔹和漏芦都可以清热祛湿，治疗疮疡、妇人带下。漏芦可以下乳，治疗瘰疬；白蔹善于收敛，可以治疗吐血咳血，生肌肉长疮疡，祛湿治疗拘挛。

（九）医案

《千金》连翘漏芦汤合栀子厚朴汤治疗顽固痤疮

张某，女，16岁，高三学生，四川绵阳涪城区人，2016年3月15日初诊。

患者因为面部痤疮，四处治疗不见效果，经人介绍到我处治疗。中等个子，面白而胖，脸上长满红色痤疮，有的消失了，有的又在新长，微痒。怕冷，没有发热，不流鼻涕，没有身痛，不汗出，夏天汗出也比较少。吃饭正常，口干，想喝水，口不苦，没有恶心，舌质红，舌苔薄黄，大便经常干燥，小便微黄，偶尔有腹胀，月经正常。左脉洪数，右脉洪数。

分析：患者面部痤疮为什么反复治疗不见效果？红色痤疮，口干，想喝水，舌质红，舌苔红，大便干结，脉洪数，这些是典型的阳明内热郁闭，一般的医生都可以看出，清热解毒的，凉血散瘀的药都会开，又为啥不见效果？患者不汗出，夏天汗出也少，怕冷，这就是说明患者有寒邪长久存在，如果不解除外在的表寒邪，清再多的里阳明内热无济于事，阳明内热没地方透发出去，只有外在的寒邪走了，不闭塞毛窍了，阳明内热才可以通过毛窍而被透发走，从而痤疮也就好了，《内经》中有"其在皮者，汗而发之"。口不干，口不苦，不恶心排除少阳证；没有纳差、大便稀溏排除太阴证；没有精神差，困倦，脉沉细，没有少阴证。

辨证：太阳阳明证。

处方：连翘漏芦汤。麻黄 10 克，大黄（后下）6 克，黄芩 15 克，枳实 12 克，升麻 15 克，白蔹 20 克，漏芦 20 克，连翘 12 克，白芷 10 克。4 剂。1 剂浸泡 30 分钟，煎煮 40 分钟，分 4 次服完，服 1 周。

3 月 20 日二诊：患者来说大便通了，痤疮不痒了，减少一些。因为高考压力大，焦虑，睡眠差，其他与一诊差不多，在一诊处方里加栀子厚朴汤解郁除烦安神助眠，4 剂。

3 月 26 日三诊：痤疮基本消失干净，失眠也好了，去栀子厚朴汤，继续服用一诊处方 6 剂。后来很长时间没有来，过了一段时间带其他同学来看病，说药太苦，好得差不多就没有来了。

五十一、泽漆

（一）性味

味辛、苦，性微寒，有毒。

（二）定性

阳明经药物。

（三）历代本草论述

1.《神农本草经》：主皮肤热，大腹水气，四肢面目浮肿，丈夫阴气不足。

2.《名医别录》：利大小肠，明目。

3.《药性论》：治人肌热，利小便。

4.《新修本草》：逐水。

（四）古方运用

1. 脉沉而咳：如泽漆汤。

2. 治水气通身洪肿，四肢无力，喘息不安，腹中响响胀满，眼不得视：泽漆根十两，鲤鱼五斤，赤小豆二升，生姜八两，茯苓三两，人参、麦冬、甘草各二两。上八味细切，以水一斗七升，先煮鱼及豆，减七升，去滓，内药煮取四升半。一服三合，日三，人弱服二合，再服气下喘止，可至四合。晬时小便利，肿气减，或小溏下。（《千金要方》泽漆汤）

注解：药食同源非常容易接受。

3. 水肿盛满，气急喘嗽，小便涩赤如血者：泽漆叶（微炒）五两，桑根白皮（炙黄，锉）三两，白术一两，郁李仁（汤浸，去皮，炒熟）三两，杏仁（汤浸，去皮、尖、双仁，炒）一两半，陈橘皮（汤浸，去白，炒干）一两，人参一两半。上七味，粗捣筛。每服五钱匕，用水一盏半，生姜一枣大，拍破，煎至八分，去滓温服。以利黄水三升及小便利为度。（《圣济总录》泽漆汤）

4. 心下有物大如杯，不得食者：葶苈（熬）二两，大黄二两，泽漆四两。捣筛，蜜丸，和捣千杵。服如梧桐子大二丸，日三服，稍加。（《补辑肘后方》）

5. 治瘰疬：猫儿眼睛草一二捆。井水二桶，锅内熬至一桶，去滓澄清，再熬至一碗，瓶收。每以椒、葱、槐枝，煎汤洗疮净，乃搽此膏。（《便民图纂》）

注解：猫儿眼睛草是泽漆的别名之一。

6. 麻黄煎：麻黄、茯苓、泽泻各四两，防风、泽漆、白术各五两，杏仁、大戟各一升，黄芪、猪苓各三两，独活八两，大豆二升，水七升煮取一升，清酒一升。上十三味㕮咀，以豆汁酒及水一斗合煮，取六升，分六七服，一日一夜，令尽，当小便极利为度。治风水，通身肿欲裂，利小便方。

7. 汉防己煮散：汉防己、泽漆叶、石韦、泽泻、白术、丹参、赤茯苓、橘皮、桑根白皮、通草各 90 克，郁李仁 60 克，生姜 40 克。上十二味，研为粗散。每次 6 克，用水 300 毫升，煮取 240 毫升，去滓顿服，一日三次。取小便利为度。治水肿上气。（《千金要方》卷二十一引褚澄）

注解：煮散剂，用药材少，效果好，应该大力恢复。

8. 消散膏：生麻黄 180 克，生半夏 180 克，生南星 180 克，白芥子 240 克，甘遂 180 克，大戟 240 克，僵蚕 240 克，泽漆草 2500 克，生菜油 7500 克。制成后，贮放阴凉处。用时按量多少，使其烊化至糊状，视其患处部位大小，摊在布或牛皮纸上敷贴患处。待用时在炭炉上稍加热温化，使其柔软，再敷贴患处。一般每隔 3～5 天更换。石氏祖传经验方"消散膏"（又名"痰核膏"）有消肿、散结、止痛之功效。

（五）现代运用

1. 药对配伍

（1）泽漆配防己：利水退肿。

（2）泽漆配生麻黄：利水消肿。

（3）泽漆配半夏：化寒痰。

（4）泽漆配黄芩、胆南星：化热痰。

（5）泽漆配射干、麻黄：平喘。

2. 名医用药心得

（1）周仲瑛经验：用泽漆治疗慢性咽喉炎引起的咳嗽，咳痰清稀，咽喉不适。

（2）郑荣合经验：用泽漆 30 克，白糖 2 克泡水代茶喝，治疗食管癌吞咽困难。

（六）临证要点

1. 应用指征：水肿，痰饮，癌肿。

2. 用量：常规用量 10～30 克，大剂量 30～90 克。

3. 禁忌：过敏，体质弱者注意。

（七）医案

《千金》苇茎汤合泽漆汤治疗顽固性咳嗽

李某，男，60 岁，四川绵阳三台塔山人。2020 年 3 月 2 日初诊。

因为顽固性咳嗽、咳喘两个月就诊。患者 2020 年 1 月开始咳嗽，在多方治疗没有效果的情况下听人介绍前来治疗。高个子，体壮实，面红赤，眼睑深。背心冷。咳嗽，咳喘，有痰很难咳出来，偶尔咳出白色痰来，见热咳，见冷也咳，舌质红，舌苔薄黄，有齿痕。口干，想喝水，吃饭正常，大便稀，小便黄，脉沉滑数。

辨证：太阳少阳阳明痰热瘀证。

处方：泽漆汤合《千金》苇茎汤。泽漆 30 克，黄芩 20 克，姜半夏 15 克，桂枝 12 克，南沙参 20 克，生姜 10 克，白前 15 克，紫菀 15 克，芦根 60 克，薏苡仁 30 克，桃仁 15 克，生冬瓜仁 50 克，地龙 15 克，金荞麦根 30 克。4 剂。1 剂浸泡一个小时，大火煮开，小火煮 40 分钟，分 4 次喝完。

3 月 8 日二诊：痰能咳出来，喘减轻，6 剂善后。

3 月 15 日三诊：带其他患者前来看病，再次要求抓 6 剂善后。

五十二、蝼蛄

（一）性味

味咸，性寒，无毒。

（二）定性

阳明经药物。

（三）历代本草论述

1.《神农本草经》：主难产，出肉中刺，溃痈肿，下哽噎，解毒，除恶疮。

2.《日华子本草》：治恶疮，水肿，头面肿。

3. 朱震亨：治口疮。

4.《本草纲目》：利大小便，通石淋，治瘰疬，骨鲠。

5.《玉楸药解》：清利湿热。

（四）古方运用

1. 治水病肿满喘促，不得眠卧：蝼蛄五枚，晒令干，研为末。食前，以暖水调下半钱至一钱，小便通利为效。（《太平圣惠方》）

2. 治面浮水肿：土狗一枚，轻粉一字。共为细末。每用少许，搐鼻中，其黄水尽从鼻中出。（《杨氏家藏方》分水散）

3. 治石淋，导水：蝼蛄七枚，盐二两。同于新瓦上铺盖焙干，研末。

温酒调一钱匕服。(《本草图经》)

4.治小便不通：蝼蛄（微妙）三枚，苦瓠子（微炒）三十粒。捣细罗为散。每服以冷水调下一钱。(《太平圣惠方》)

5.治颈项瘰疬：带壳蝼蛄七枚，生取肉，入丁香七粒，于壳内烧过，与肉同研，用纸花贴之。(《救急方》)

6.治小儿脐风汁出：甘草（炙，锉）、蝼蛄（炙焦）各一分。上二味，捣罗为散，掺敷脐中。(《圣济总录》甘草散)

7.治紧唇：自死蝼蛄，灰，敷之。(《千金要方》)

8.治齿牙疼痛：土狗一个，旧糟裹定，湿纸包煨焦，去糟，研末敷之。(《普济本事方》)

9.蝼蛄散：蝼蛄（上截放于葱管内阴干）三分，麝香少许。上为末。蟾眉汁急着手和为丸，如芥子大。每用一丸，纤在疮上。痔疮漏，年久不效。(《普济方》卷三〇一)

（五）现代运用

1.药对配伍

（1）蝼蛄配蟋蟀：水肿。

（2）蝼蛄配琥珀：癃闭。

2.名医用药心得

朱良春经验：肝硬化腹水一般根据虚实论治，虚则从脾肾入手，实则清热利湿，而不宜猛峻攻逐；但如腹水较甚，小便欠利，则需攻补兼施。章次公先生常用下方，屡收佳效，朱老极为推崇。处方：蝼蛄（去头、足、翼）、蟋蟀各2对，生黄芪10克，土鳖虫5克，研极细末，分4次服，每日2次。可以连续服用。此方配伍极佳，蝼蛄得蟋蟀利水消胀之功益著，浮肿渐退，继予汤剂以治其本，调治而愈。

（六）临证要点

1. 应用指征：水肿，癃闭。

2. 用量：3～7 个或是 3～5 克。使用时要去头足翼，不然效果减半。

（七）小方拾遗

1. 干蝼蛄 5 克，打成粉温水送服，治疗尿潴留。

2. 蝼蛄 7 个焙干，琥珀 3 克，研细成粉，分两次冲服，治疗癃闭。

（八）医案

1. 水肿：各种水肿（营养性、心脏性、肝性、肾性、脚气性及其他疾病引起的水肿）均有效果，蝼蛄（去头，足、翼）文火焙干脆，研细末，每服 2 克，日 2 次，开水送下。

2. 李某，女，45 岁，工人。患慢性肾炎已久，浮肿时轻时剧，近日转剧，面浮足肿，溲少而浑浊。尿检：蛋白（++），红细胞、白细胞各（+）。苔薄，脉细。此肾气久虚、水湿泛滥、精微不固之候，治宜温阳益气，渗化水湿，先予蝼蛄粉 4 包，每服 1 包，日 2 次。药后尿量大增，浮肿渐退，继予汤剂以治其本，调治而愈。（朱良春医案）

五十三、艾叶

（一）性味

味苦，性微温，无毒。

（二）定性

太阴经药物。

（三）历代本草论述

1.《神农本草经》：味甘平。主五脏邪气，风寒温痹。补中益气，长毛发，令黑，疗心悬，少食，常饥。久服轻身，耳目聪明，不老。生川泽。

2.《名医别录》：味苦，微温，无毒。主灸百病，可作煎，止下痢、吐血、下部蜃疮，妇人漏血。利阴气，生肌肉，辟风寒，使人有子。

3.《药性论》：止崩血，安胎止腹痛，止赤白痢及五脏痔泻血，长服止冷痢。

4.《唐本草》：主下血，衄血，脓血痢，水煮及丸散任用。

（四）古方运用

1. 养血止血，调经安胎：治妇人冲任虚损，崩漏下血，月经过多，淋漓不止；产后或流产损伤冲任，下血不绝；或妊娠胞阻，胎漏下血，腹中疼痛。川芎、阿胶、甘草各二两，艾叶、当归各三两，芍药四两，干地黄六两。（《金匮要略》）

2. 治卒心痛：白艾（成熟者）三升，以水三升，煮取一升，去滓，顿服之。若为客气所中者，当吐出虫物。（《补辑肘后方》）

3. 治脾胃冷痛：白艾末煎汤，服二钱。（《卫生易简方》）

4. 治气痢腹痛，睡卧不安：艾叶（炒）、陈橘皮（汤浸去白，焙）等分。上二味捣罗为末，酒煮烂饭和丸，如梧桐子大。每服二十丸，空心。（《圣济总录》香艾丸）

5. 治妊娠卒胎动不安，或但腰痛，或胎转抢心，或下血不止。艾叶一鸡子大，以酒四升，煮取二升，分为二服。（《肘后备急方》）

6. 治痈疽不合，疮口冷滞：以北艾煎汤洗后，白胶熏之。（《仁斋直指方》）

7. 艾叶煎丸：艾叶（微炒）四两，白头翁一两。上为末，用米醋 3 升，先熬药末一半成膏，后入余药末相和为丸，如梧桐子大。冷劳，脐腹疼痛，或时泄痢；兼治妇人劳后带下。每服 30 丸，食前以粥饮送下。(《太平圣惠方》卷二十八)

8. 艾叶散：艾叶（微炒）半两，黄连（去须，微炒）半两，木香半两，当归（锉，微炒）三分，诃黎勒（煨，用皮）三分，干姜（炮裂，锉）一分，龙骨三分。上为细散。小儿冷痢，多时不断，艾香散。(《圣济总录》卷一七八、《太平圣惠方》卷九十三)

注解：黄连与木香有香连丸之义，艾叶、当归、干姜温中散寒止痢为主；木香调气温中，黄连反佐清余热，防止温燥过于；诃黎勒、龙骨收敛止泻。

9. 黄连龙骨汤：黄连、黄柏各三两，熟艾（如鸡子大）一枚，龙骨二两。上切。时行数日而大下，热痢时作。以水六升，煮取二升半，分三服。忌猪肉、冷水。(《外台秘要》卷三引《崔氏方》)

注解：黄连、黄柏清热燥湿止痢，龙骨收敛，艾叶温中止泻。

10. 艾叶散：干姜、阿胶、柏叶各二两，艾一把。吐血内崩上气，面色如土。上㕮咀，以水五升，煮取一升，纳马通汁一升，煮取一升，顿服。(方出《千金要方》卷十二，名见《太平圣惠方》卷三十七)

注解：本方是在《金匮要略》柏叶汤的基础上加阿胶而成。柏叶汤中干姜、艾叶都是辛温，针对虚寒出血，本方反佐柏叶、马通汁可以用童便代替；再加阿胶加强养生止血，整个方子还是针对虚寒出血。

11. 艾叶汤：防风三两，大戟二两，艾五两。上切。妇人阴中肿痛不可近者。以水一斗，煮取五升，温洗阴中，日三次。(方出《外台秘要》卷三十四引《经心录》，名见《医统》卷八十三引《古今录验》)

12. 艾茸敷法：硫黄五钱，雄黄五钱，艾茸一斤。阴疮黑陷而不痛者。艾叶回阳散。(《古方汇精》卷二)

（五）现代运用

1. 药对配伍

（1）艾叶配生地黄、荷叶、生柏叶：热性出血。

（2）艾叶配干姜、当归：虚寒性出血。

（3）艾叶配肉桂、吴茱萸：下焦虚寒。

（4）艾叶配阿胶、杜仲：安胎。

2. 名医用药心得

（1）蒲辅周老先生用柏叶汤治疗胃溃疡引起的严重吐血，医院治疗无效的，一次见效，三次痊愈。

（2）谭日强中医用柏叶汤治疗支气管咯血，一次见效果，后来患者咳嗽咳白稀痰，用六君子汤加干姜细辛五味子善后尔痊愈。

（六）临证要点

1. 应用指征：虚证，寒证，出血证，出血，下痢，腹痛崩漏。

2. 用量：10～20克，外用适量。

3. 禁忌：阴虚火旺者不能用。

（七）小方拾遗

1. 柏叶汤：柏叶三两，干姜三两，艾三把。上以水五升，马通汁一升，合煮取一升，分温再服。吐血不止者。（《金匮要略》卷中）

注解：本方是治疗虚寒性出血的好方，甚至可以急救，症状表现为出血，颜色淡，四肢冷，面色惨白，脉沉细微。

2. 艾叶饮：艾叶（焙）一两半，当归（切，焙）一两半，黄连（去须）一两半，龙骨一两半，诃黎勒皮一两半。上为粗末。血痢不止，少腹疼痛。每服三钱匕，水一盏，煎至七分，去滓温服。（《圣济总录》卷七十六）

注解：艾叶当归温中止血；黄连清热止下痢；龙骨、诃黎勒皮收敛止下痢。

（八）医案

芎归胶艾汤加味治疗月经淋漓不断

张某，女，30 岁，四川绵阳经开区松垭镇人。2019 年 12 月 23 日初诊。

月经淋漓不断 10 天就诊。中等个子，体稍微胖，面白。经期过后月经还是不干净，淋漓不断，出现黑色的血。伴有人疲倦，虚弱，月经量少，舌质白，舌苔白，口不干，口不苦，二便正常，脉沉细涩。

辨证：太阴里虚寒血虚血瘀证。

处方：芎归胶艾汤。熟地黄 25 克，当归 15 克，川芎 15 克，炒白芍 12 克，阿胶（冲服）10 克，艾叶 10 克，血余炭（冲服）8 克。4 剂。一剂浸泡 40 分钟，大火煮开小火煮 40 分钟，分 3 次喝完。

2020 年 1 月 8 日二诊：一诊药服后痊愈，予温经汤善后调理。

五十四、小茴香

（一）性味

味辛，性温，无毒。

（二）定性

少阴经药物。

（三）历代本草论述

1.《本草经解》：气味辛、温，无毒。主小儿气胀，霍乱呕逆，腹冷，不下食，两胁痞满。

2.《医学入门》：回阳散冷，开胃，调和胃气，止呕吐，定霍乱，破一切口臭。

3.《本草汇言》：温中快气。

4.《唐本草》：善主一切诸气。

5.《医林纂要》：气味厚重，大补命门，而升达于膻中之上，命门火固，则脾胃能化水谷而生气血，诸寒皆散。

（四）古方运用

1.治小肠气疼闷，不省人事：小茴香（盐炒）、枳壳（麸炒）各一两，没药半两。诸药为末，每服一钱，热酒调下。（《太平圣惠方》）

2.治肾虚腰痛，转侧不能，嗜卧疲弱者。小茴香（炒，研末）。破开猪腰子，作薄片，不令断，层层掺药末，水纸裹，煨熟。细嚼，酒咽。（《证治要诀》）

3.治寒疝疼痛：川楝子四钱，木香三钱，茴香二钱，吴茱萸（汤泡）一钱，长流水煎。（《医方集解》导气汤）

注解：本方名导气汤，是很好的方子，可以与当归生姜羊肉汤、当归四逆汤结合治疗虚寒疝气疼痛。

4.腰痛：川芎（盐炒）45克，小茴香（炒）90克，苍术（葱白炒）60克。酒煮糊丸。盐、酒任下。（《慎斋遗书》三仙丹）

5.补奇经法：叶天士用得最多，温奇经摄带法。鹿角霜9克，沙苑子9克，紫石英15克，全当归6克，小茴香3克，白茯苓9克，生杜仲15克，羊肉80克。

（五）现代运用

1. 药对配伍

（1）小茴香配杜仲、鹿角霜：通补督脉。

（2）小茴香配木香、川楝子、吴茱萸：虚寒疝气疼痛。

2. 名医用药心得

王正宇经验：导气汤加味（川楝子四钱，木香三钱，茴香三钱，吴茱萸三钱，槟榔三钱，木瓜四钱）是治疗阴囊水肿和寒疝的特效方。

（六）临证要点

1. 应用指征：疝气，阴囊水肿，小便不通，下焦虚寒证。

2. 用量：内服 10～20 克，外用适量。

（七）小方拾遗

《医方集解》导气汤：治寒疝疼痛。川楝子四钱，木香三钱，茴香二钱，吴茱萸（汤泡）一钱，长流水煎。

（八）相近药物鉴别

小茴香和艾叶都能温中散寒。艾叶能止痢疾，温中收涩止血；小茴香调诸气，开胃进食，能补命门之火，通督脉。

（九）医案

邓文斌医案：安中散加味治疗口水多伴胃酸

王某，男，45 岁，四川绵阳经开区人。2019 年 8 月 10 日初诊。

患者因为口水多，不停地吐口水伴有轻微的胃痛、胃酸，听人介绍前来治疗。患者一个月前出现口水多，不停地吐清口水，伴有胃酸、恶心、反胃、纳差，偶尔嗳气，在多处治疗没有效果，甚至在医院治疗一个月，出院后还是没有多大效果，听人介绍来治疗。现症见中等个子，面色萎黄，口唇淡白，口水多，白色清口水，不停地吐，几分钟一次，口水不黏，不臭；伴有胃酸、恶心、反胃、纳差，没有气力，偶尔胃痛，舌质淡，舌苔淡白，口不干，口不苦，二便正常，脉沉迟。

分析：没有恶寒发热，没有脉浮，没有太阳病；口不干，二便正常，没有喜渴大饮，没有阳明病；没有口苦，没有胸肋苦满，没有少阳病；没有但欲寐，四肢冷，没有少阴病；没有寒热错杂，没有虚实结合，没有厥阴病；这样剩下只有在里的虚证的太阴病证。

处方：安中散加味。桂枝尖30克，炙甘草10克，延胡索20克，牡蛎30克，茯苓20克，炮姜10克，橘皮40克，小茴香6克，枳壳30克，乌贼骨20克，佛手20克，二芽（谷芽、麦芽）各30克。3剂。1剂浸泡30分钟，煮40分钟，分6次喝完。

8月19日二诊：口水减少，反酸减轻，恶心反胃减轻，仍纳差，有清口水，舌苔白，口淡无味，偶尔肠鸣，脉沉弦而细。

辨证：太阴痰湿水饮病。

处方：安中散加《外台》茯苓饮。桂枝尖20克，炙甘草10克，延胡索20克，牡蛎30克，茯苓30克，干姜15克，小茴香10克，党参12克，炒白术25克，枳实20克，橘皮30克，良姜10克。3剂，煎煮方法同一诊。

8月27日三诊：口水继续减少，反酸消失，其他均正常，咽喉有痰，脉沉弦滑。

辨证：太阴水饮病。

处方：安中散合半夏厚朴汤。桂枝尖20克，炙甘草10克，延胡索20克，牡蛎30克，干姜15克，小茴香10克，法半夏30克，厚朴30克，茯苓30克，紫苏叶（后下）20克，砂仁（后下）10克，高良姜10克。3剂，煎煮方法同一诊。

9 月 5 日四诊：患者说反酸完全消失，还有口水，咽喉有痰，白痰，有异物梗塞感，舌苔白多津，口中和，二便正常，脉沉弦滑。辨证为太阴里虚寒痰湿气滞证，予半夏厚朴汤合理中汤 3 剂善后。

五十五、大黄

（一）性味

味苦，性寒。

（二）定性

阳明经药物。

（三）历代本草论述

1.《神农本草经》：味苦、寒。主下瘀血，血闭、寒热，破癥瘕积聚，留饮宿食，荡涤肠胃，推陈致新，通利水谷，调中化食，安和五脏。

2.《名医别录》：大寒、无毒。平胃下气，除痰实、肠间结热，心腹胀满，女子寒血闭胀、小腹痛诸老血留结。

3.《药性论》：主寒热，消食，炼五脏，通女子经候，利水肿，破痰实，冷热积聚，宿食，利大小肠，贴热毒肿。主小儿寒热时疾，烦热，蚀脓，破留血。

（四）古方运用

1. 胃热呕吐，食入即吐：如大黄甘草汤。

2. 治疗肠痈，按之即痛如淋：如大黄牡丹汤。

3. 心下痞满，热痞：如大黄黄连泻心汤。

4. 治疗宿食久痢：如大小承气汤。

5. 肠间结热，心腹胀满，攻下热积，通腑泄热：如大承气汤、小承气汤、厚朴七物汤。

6. 女子寒血闭胀，小腹痛，诸老血留结，大黄泻下热积而活血化瘀：如下瘀血汤、抵当丸。

7. 破癥瘕积聚，破积散结，推陈出新：如大黄附子细辛汤、《千金》温脾汤。

8. 留饮宿食，推出陈旧的，产生新的：如承气汤类方、枳实导滞丸。

9. 治心气不足，吐血衄血：大黄二两，黄连、黄芩各一两。上三味，以水三升，煮取一升，顿服之。(《金匮要略》泻心汤)

10. 大黄附子汤：大黄6克，附子（炮）9克，细辛3克。温中散寒，通便止痛。主寒邪与积滞互结肠道，胁下或腰胯偏痛，便秘，手足不温，苔白，脉紧弦。(《金匮要略》)

11. 治从高坠下，及木石所压，凡是伤损，瘀血凝积，气绝欲死，并久积瘀血，躁疼痛，叫呼不得及折伤等：大黄（酒蒸）一两，杏仁（去皮、尖）三七粒。上研细，酒一碗，煎至六分，去滓，鸡鸣时服，次日取下瘀血即愈。若便觉气绝不能言，取药不及，急擘开口，以热小便灌之。(《三因方》鸡鸣散)

12. 治冻疮皮肤破烂，痛不可忍：川大黄为末，新汲水调，搽冻破疮上。(《卫生宝鉴》如神散)

13. 虚劳吐血：生地黄汁半升，川大黄末一方寸匕。上二味，温地黄汁一沸，纳大黄（末）搅之，空腹顿服，日三，瘥。(《千金要方》)

14. 治痈肿振焮不可触：大黄捣筛，以苦酒和贴肿上，燥易，不过三，即瘥减不复作，脓自消除。(《补辑肘后方》)

15. 治口疮糜烂：大黄、枯矾等分。为末以擦之，吐涎。(《太平圣惠方》)

16. 地肤大黄汤：主妊娠膀胱热盛，小便频数，淋沥不畅，心中烦躁，脐腹胀闷。地肤草、大黄各三两，知母、黄芩、茯苓、芍药、枳实（炙）、升麻、通草、甘草（炙）各二两。上切，以水八升，煮取三升，分三次服。得下后，淋不愈，还饮地肤葵根汁。

注解：本方与《小品方》中的"地肤子汤"差不多，治疗阳明水热互结的小便不利。

17. 大黄搨洗方：大黄四分，芒硝四分，莽草二分（一作甘草三两），黄连六分，黄芩八分，蒺藜子五合。头面风瘙肿痒。以水七升，煮取三升，去滓，下硝，以帛染拓之，每日一次。洗时勿近目。(《千金要方》卷二十二)

注解：本方治疗阳明热毒引起红肿热痛。

18. 大黄膏：大黄六分，附子（炮）四分，细辛三分，连翘四分，巴豆一分。痈肿，瘰疬核不消。上药以苦酒浸一宿，以腊月猪膏煎三上三下，去滓，以绵滤之，用敷之，一日三五次。(《外台秘要》卷二十三引《经效方》)

注解：温下法，大黄附子汤加味治疗阴性瘰疬。

（五）现代运用

1. 药对配伍

（1）大黄配黄芩、黄连：出血，燥热。

（2）大黄配枳实、芒硝：痞满燥实，寒下。

（3）大黄配附子、细辛：温下。

（4）大黄配杏仁、火麻仁：润下。

（5）大黄配桃仁、牡丹皮：活血化瘀。

（6）大黄配桂枝、桃仁：活血化瘀。

（7）大黄配栀子、茵陈：阳明湿热。

（8）大黄配芒硝、白蔹：疮疡红肿。

（9）大黄配葶苈子：湿热水饮。

2. 名医用药心得

（1）孟景春经验：治疗体质壮实的小儿2～3天大便一次，属于热证、实证者，用大黄10克研细末，用水适量调成糊糊状，敷于肚脐，外贴纱布，用胶布固定，一天后可通便。

（2）戴裕光经验：用生大黄粉，每包1.5克用于上消化道出血，每4小时一次，每天可以2～3次，黑色大便转黄，即可停药。

（六）临证要点

1. 应用指征：实证、热证，痞满燥实，按压疼痛。舌红苔黄燥，脉洪大滑实。

2. 用量用法：5～30克。大黄攻下要后下，减缓攻下可以同其他药物一起煎煮或是用酒制大黄。

3. 禁忌：虚寒者不能用或是不能单独运用，可以配合温热药物。

（七）小方拾遗

1. 大黄甘草汤：胃热呕。

2. 大黄丸：大黄、黄芩一两。治诸热。上为末，炼蜜丸如绿豆大。每服五丸至十丸，温蜜水下。量儿加减。（《小儿药证直诀》大黄丸）

3. 大黄膏：大黄三两，玄参二两，芒硝二两，黄芩（去心）二两，白蔹二两，木香二两，射干二两。上为末，以鸡子清和如膏。贴眼上下睑，干易之，不计度数。眼赤肿痛。（《圣济总录》卷一〇三）

注解：大黄、芒硝、黄芩、玄参软坚散结，白蔹收敛。

（八）临床感悟

大黄推出新，破积聚包块，配芒硝、厚朴攻下热结；配附子、细辛攻下寒积。

（九）医案

邓文斌医案：三黄泻心汤合大黄甘草汤治疗口腔溃疡

李某，女，20 岁，四川绵阳游仙人，2017 年 6 月 5 日初诊。

口腔溃疡一年多，加重 10 天。患者一年前出现口腔溃疡，四处治疗，时好时坏，听人介绍特来治疗。症见中等身高，脸色红赤，皮肤白净。不恶寒不发热，没有胸肋苦满，怕热，比一般人怕热，爱出汗，尤其是热后出汗更多。口唇处有几个溃疡，色鲜红，口干，想喝水，喜饮冷水，大便干，小便正常，吃饭正常，脉洪数，舌质红，舌苔微黄，少津。

分析：没有发热、恶寒，没有太阳证；没有寒热往来，没有胸肋苦满，没有少阳证；溃疡处鲜红，口干，喜冷水，大便干，脉洪数，这些都证明是阳明里实热证。

处方：三黄泻心汤合大黄甘草汤加味。大黄 4 克，黄芩 12 克，黄连 4 克，甘草 6 克，栀子 12 克，升麻 15 克，竹叶 10 克。6 剂。1 剂煎煮 40 分钟，分 3 次喝完。

6 月 12 日二诊：症状缓解了很多，再次抓 6 剂。

6 月 18 日三诊：基本痊愈，采用间日疗法，每日 2 次，再抓 4 剂善后。随访痊愈，多年没有复发。

五十六、附子

（一）性味

味辛，性温，有大毒。

（二）定性

太阴经、少阴经药物。

（三）历代本草论述

1.《神农本草经》：主风寒咳逆邪气，温中，金疮；破癥坚积聚，血瘕，寒湿踒躄，拘挛膝痛，不能行步。

2.《名医别录》：脚疼冷弱，腰脊风寒，心腹冷痛，霍乱转筋，下痢赤白；坚肌骨，强阴，又堕胎，为百药长。

3.《本草拾遗》：醋浸削如小指，纳耳中，去聋。去皮炮令坼，以蜜涂上炙之，令蜜入内，含之，勿咽其汁，主喉痹。

4.《药证》：主逐水也，故能治恶寒、身体四肢及骨节疼痛，或沉重，或不仁，或厥冷，而旁治腹痛、失精、下利。

（四）古方运用

1. 回阳救逆：如四逆汤、通脉四逆汤。

2. 解表治疗少阴表虚寒（表阴证）：如麻黄附子细辛汤、麻黄附子甘草汤。

3. 治脚疼冷弱，腰脊风寒，寒湿踒躄，拘挛膝痛。附子大辛大热，温筋通络，散寒止痹痛：如附子汤、甘草附子汤、白术附子汤。

4. 心腹冷痛，温太阴少阴散寒止痛：如附子理中汤、附子粳米汤。

5. 治疗胸痹：薏苡附子散，药用胸痹缓急者。薏苡仁十五两，炮附子十枚。上二味，杵为散，服方寸匕，日三服。（《金匮要略·胸痹心痛短气病脉证并治第九》）

6. 破癥瘕积聚（破寒积，消肿结）：大黄附子汤、麻黄附子细辛汤。

7. 下痢赤白：乌梅丸、附子理中汤、真武汤。

8. 治七疝，心腹冷痛，肠鸣气走，身寒白汗，大腑滑泄：木香（不见火）半两，延胡索（炒，去皮）、附子（炮，去皮脐）各一两。上为粗末，每服四钱，水一盏半，生姜七片，煎至七分，去滓，温服。（《济生方》玄附汤）

9. 中风偏废：如小续命汤。

10. 治小便不通，两尺脉俱沉微，用淋闭通滑之剂不效者。附子（重炮，去皮，盐水内浸良久）一两，泽泻（不蛀者）一两。上锉散，每服四钱，水一盏半，灯心七茎，煎服。（《普济方》附子散）

11. 中风痰厥（昏不识人，口眼㖞斜）：用生川乌头、生附子，都去掉皮脐，各取半两，合南星一两，生木香二钱五分。各药混合后，每取五钱，加生姜十片，水二碗，煎成一碗温服。此方名"五生饮"。

12. 肾气上攻，项背不能转侧：大附子一枚，六钱以上者，炮，去皮脐，末之。每末二大钱，好川椒二十粒，用白面填满。水一盏半，生姜七片，同煎至七分，去椒入盐，空心服。（《普济本事方》椒附散）

13. 鹿附汤：寒湿，湿久不治，伏足少阴，舌白身痛，足跗浮肿。鹿茸五钱，附子三钱，草果一钱，菟丝子三钱，茯苓五钱。（《温病条辨》卷三）

注解：附子与鹿茸搭配，大补督脉，温阳赔补督脉。

14. 附子八物汤：附子、干姜、芍药、茯苓、人参、甘草、桂心各三两，白术四两（一方去桂，用干地黄二两）。风寒湿痹，四肢关节痛不可忍；疮痒阳气脱陷，畏寒吐泻，四肢厥逆。（方出《千金要方》卷八、名见

《三因》卷三)

注解：本方是《伤寒论》的附子汤加桂枝、甘草、干姜而成，加三味药物无形中加入很多方子，效果比原方好非常多倍。

15.附子饼：治溃疡气血虚不能收敛，或风邪袭之，以致气血不能运于疮致难收敛。用炮附子去皮脐，唾津和为饼，置疮口处。将艾于饼上灸之，每日灸数壮。但令微热，勿令痛。饼干再用唾津和做，以疮口活润为度。(《外科理例》附子饼)

注解：本方对于虚寒性疮疡不收口效果好。疮疡难收口，四肢冷，脉沉，怕冷，精神差，疮疡紫暗，流清水等。

16.治经候不调，血脏冷痛：当归、附子（炮）各等分，为粗末。每服三钱，水一盏，煎至八分，空腹温服。(《简易方论》小温经汤)

17.六物附子汤：四气流注于足太阴经，骨节烦疼，四肢拘急，自汗短气，小便不利，恶风祛寒，头面手足时时浮肿。附子（炮，去皮脐）四两，桂心四两，白术三两，甘草（炙）二两，防己四两，茯苓三两。上为散。每服四钱，水二盏，加生姜七片，煎七分，去滓温服。(《三因》卷三)

注解：本方就是《伤寒论》甘草附子汤加防己、茯苓而已。

（五）现代运用

1.药对配伍

（1）附子配桂枝：桂枝给附子引路，附子助桂枝散寒温经止痛。

（2）附子配白术：润燥相济，附子助白术燥湿，白术助附子散寒止痛，治眩晕。

（3）附子配干姜：附子无干姜不热，干姜协助附子发挥温阳功能。

（4）附子配肉桂：温阳散寒湿，肉桂可以引热下行。

（5）附子配大黄：大寒大热同用，温下结合，治疗寒湿蕴结不通证。

（6）附子配薏苡仁：缓急止痛，除了治疗胸痹，还可以治疗其他疼痛。

（7）附子茯苓、白术：温阳散寒同时利水湿。

（8）附子配干姜、甘草：温太阴少阴，同时回阳救逆。

（9）附子配麻黄、细辛：治疗表阴证，同时治疗寒湿蕴结引起的各种病证，尤其有伏邪的。

（10）附子与大黄、黄芩同用：寒温同用，治疗心下痞满。

（11）附子与紫石英、龙骨、牡蛎、磁石：温潜法，温阳的附子与重坠潜阳的矿石同用，回阳救逆，引火下行，温补不上火。

2. 名医用药心得

第一、综合郑氏书中阴证的依据，约有以下 13 点。

（1）少神或无神。

（2）喜卧懒言，四肢困乏无力，或踡卧恶寒，两足常冷。

（3）不耐劳烦，小劳则汗出。

（4）咳痰清稀或呕吐清冷痰涎、清水或清涕自流。

（5）语声低弱。

（6）唇色青淡或青黑。

（7）痛喜揉按。

（8）满口津液，不思茶水，间有渴者，即饮也只喜热饮。

（9）女子白带清淡而冷，不臭不黏。

（10）饮食减少，喜食辛辣煎炒极热之品，冷物全然不受。

（11）小便清长，大便通利。

（12）面白舌淡，即苔色黄也定多润滑。

（13）脉微或浮大而空。

扼要地说，突出在一个"神"字，凡是"起居、动静、言语、脉息、面色，一切无神"，即是阳气虚衰的阴证。

第二，祝味菊附子运用如下。

（1）附子配羚羊角：羚羊角治脑，附子强心，体虚而有脑症状者最宜。古方资寿解语汤有之。

（2）附子配石膏：治高热屡效。二药一以制亢制炎而解热，一以强心扶阳而固本。

（3）附子配大黄治阿米巴痢疾，其功甚伟。阿米巴痢疾虽用芍药汤最验，但必须与附子、熟大黄共享，效力方着。以二药治风疹块，尤有特效。

（4）附子配小柴胡汤、柴胡桂枝汤：寒热往来与疟疾。

（5）附子配柴胡、当归、芍药、三棱、莪术：治疗肝大胁肋胀满，可使肝肿逐渐消失。

（6）附子配柴胡、控涎丹：治胸膜炎。

（7）附子配栝楼、薤白：治风湿性心脏病。

（8）附子配活磁石、生龙齿、生牡蛎：一般用附子15克，磁石50克，生龙齿和生牡蛎各用50克，如此温阳与潜阳配伍，可以制附子辛燥升浮之弊。治咯血、失眠、心悸、怔忡、遗精、梦交甚验。

第三，徐小圃附子运用如下。

徐氏用附子的指征是神疲、色淡、肢清、脉软、舌润、小便清长、大便溏泄不化，但见一二症，便放手应用。

（六）临证要点

1.应用指征

（1）面色：疲倦，少神，无神，精神很差，没有阳气与活力，面色黑或是有浮肿。

（2）舌苔：舌质白，舌苔淡白，或是舌苔白滑，有水分，不干燥（这点必须有），还有一种是舌质白，舌苔淡黄（腻）多水津，这也是应用附子的舌苔指征。

（3）脉象：重按无力，没有底力，脉沉迟、沉缓、沉弱。

（4）四肢：冷，沉重，酸痛。

（5）全身：各种功能低下，迟缓，没有活力，没有精气神。

（6）阴阳脱离：大汗淋漓，冷汗，口唇青紫，呼吸急促，脉压，血压下降非常快。

（7）上热下寒，虚火上炎：口干，口臭，牙龈出血，下肢冷，小便清长，脉沉细，四肢冷。

2. 用量用法：常规用量 10～30 克，大剂量 100～300 克。附子一般要求先煎煮，宽水小火煮透煮熟，千万记住中途不能加冷水，不然会中毒。

3. 解毒方法

（1）生附子：一般不推荐使用，有大毒，但是效果也是最好的。煎煮需加足够多的冷水，一次加够，中途不能加冷水，生附子用生姜、蜂蜜（甚至黑豆、防风），煎煮 2～3 小时，时间到了，口尝附子和药水都没有麻口的感觉就可以，剩下的药物不能浸泡，直接加入再次煎煮。

（2）黑附子或是白附子或是炮附子：煎煮加足够多的冷水，一次加够，中途不能加冷水，加蜂蜜、生姜（或黑豆、防风），从 10 克开始，慢慢加量，煎煮 1～2 个小时，时间到了，口尝附子和药水都没有麻口的感觉就可以，剩下的药物不能浸泡，直接加入再次煎煮。

（3）中毒表现：①嘴唇舌尖发麻；②头晕；③肘关节以下发麻；④胸口发麻、发闷、心跳加快；⑤小腹发麻；⑥膝关节以下发麻；⑦视物发白。

（4）中毒抢救：有条件最好上医院，没有条件可以用防风 30 克，黑豆 30 克，甘草 30 克，蜂蜜 150 克，煎汤送服生绿豆粉 30 克。如果是中毒轻症，直接冲服蜂蜜水亦可，一般半小时左右即解。

4. 禁忌：实热证，脉洪大，舌红苔黄干燥者不能用。

（七）小方拾遗

1.附子涂脚方：附子（生，为末）一枚。上以姜汁和匀，摊脚心。（《圣济总录》卷一一七）。

注解：本方有引火下行之意。

2.附子灸：痈疽久漏，疮口冷，脓水不绝，内无恶肉。削令如棋子，安肿上，以唾贴之，乃灸之，令附子欲焦。复唾湿之，乃重灸之，如是Ⅲ度，令附子热气彻内即愈方出。（《千金要方》卷二十二，名见《串雅外编》卷二）

注解：艾灸本来回阳散寒就十分好，再加附子纯阳提热，对于虚寒的外科疾病效果非常好。

（八）临床感悟

附子是治病救人的良药，但不能乱用，亦不能不用。

面色暗淡、暗黑，无光泽，无或少精神；舌质白，舌苔白滑，有津液，或淡黄腻；脉沉弦或沉细，重按无力。症见各种功能低下，寒性疼痛，怕冷，疲倦，汗出不止，阴阳脱离等。若舌脉症统一，可放心使用，5～100克使用均安全。当然，煎煮方法一定要准确。

（九）医案

附子汤合肾着散加潜阳丹治疗腰椎间盘突出症

李某，男，50岁，北京人，2015年10月20日初诊。

常年腰痛，听人介绍微信上看病。患者面黑体壮，疲倦面容，长期怕冷，腰痛，背痛，腰部发冷，大便难解，粘马桶不好冲走，小便多而清，腹胀，饭后加重，吃饭一般，舌质淡，舌苔白腻上面有少许黄苔，多津，眠差，容易上火，口腔有异味，口舌生疮，没有脉诊。

分析：容易出汗，太阳表虚，营卫不调而出汗；大便难解而黏稠，腹胀，舌质淡，舌苔白多津上面罩黄（不能看到有少许黄苔就认为有热，舌苔虽然黄但是湿润多津液，证明是寒湿）是太阴寒湿证下注肠胃。同时寒湿聚集腰部引起腰痛，腰冷（西医诊断为腰椎间盘突出症）；长期怕冷，人疲倦，（虽然没有脉诊，估计脉沉，后来药物的起效果，并且吃附子没有副作用，证明是对的，笔者用附子一般要考虑脉沉才用），缺少精神，少阴寒湿聚集。同时眠差，容易上火，怕冷，是少阴寒湿化虚火上扰。太阳表虚用桂枝汤去芍药、生姜、大枣；太阴寒湿在腰部用肾着汤，太阴寒湿腹胀枳术丸；少阴寒湿阳虚用附子汤，虚火上炎失眠，口舌生疮用潜阳丹。

处方：桂枝 30 克，炙甘草 20 克，干姜 30 克，茯苓 50 克，炒白术 40 克，党参 20 克，附子 30 克，炒白芍 15 克，龟板 10 克，砂仁 15 克，枳实 30 克，泽泻 20 克，狗脊 30 克。4 剂。附子、炙甘草、龟板先煎 40 分钟，然后其他药物不浸泡，再煎 50 分钟，分 4 次喝完。

10 月 26 日二诊：体型壮实，面黑，疲倦，怕冷，出汗减少，腰痛有减轻，腰怕冷，大便黏稠难解，眠差，上火好转，腹胀，舌质淡，舌苔白腻稍微黄。辨证为太阴少阴夹杂虚火证，方用肾着散（肾着散是肾着汤的加味，见于《千金要方》）增加了桂枝温通经脉，同时气化除湿，牛膝强腰肾壮筋骨，杜仲专药平补腰肾，泽泻利湿轻腰，具体的可以参考笔者的《经方拾遗》加潜阳丹，再加枳术丸，加厚朴对应腹胀。

处方：炙甘草 20 克，干姜 20 克，茯苓 30 克，生白术 50 克，牛膝 30 克，杜仲 30 克，桂枝 30 克，附子 40 克，龟板 10 克，泽泻 20 克，枳实 30 克，厚朴 30 克，砂仁 15 克，狗脊 30 克。6 剂。附子、炙甘草、龟板先煎 1 小时，其他药物不浸泡再煎煮 40 分钟，分 4 次喝完。

11 月 6 日三诊：效果非常满意，但是仍然有腹胀，有点上火，加重附子到 60 克，加肉桂（后下）15 克，厚朴增加 20 克，6 剂。

11 月 12 日四诊：基本痊愈，要求药丸善后。

处方：炙甘草 15 克，干姜 20 克，茯苓 30 克，生白术 50 克，牛膝 30 克，杜仲 30 克，桂枝 30 克，泽泻 30 克，附子 80 克，龟板 10 克，砂仁 20 克，枳实 30 克，厚朴 40 克。4 剂做成丸剂，每次 6 克，每天 2～3 次，一周服药 5～6 天，停药 1～2 天。